AF276379

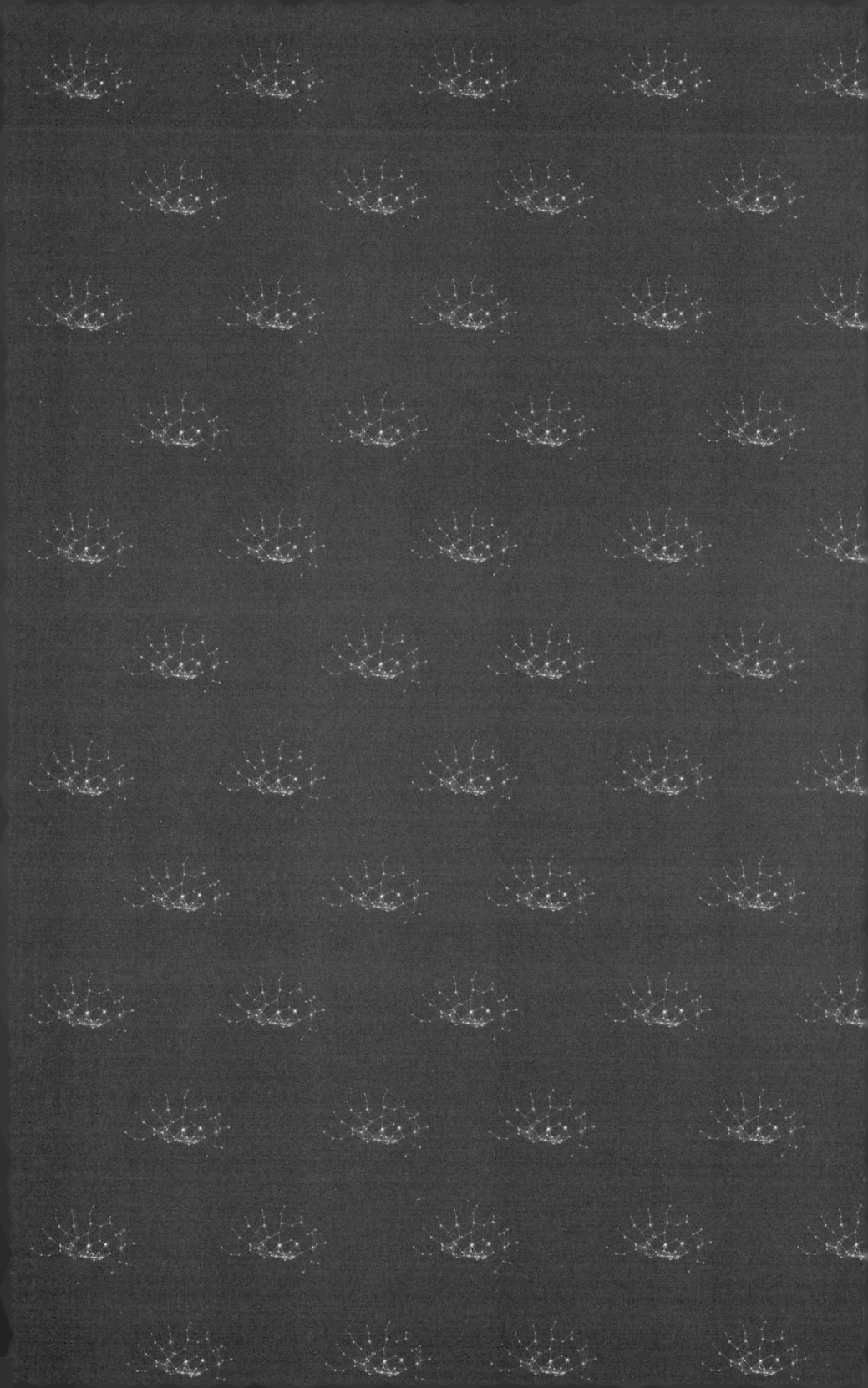

SUPER
HUMANOS

Pedro Mujica

SUPER
HUMANOS

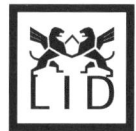

MADRID | CIUDAD DE MÉXICO | BUENOS AIRES | BOGOTÁ
LONDRES | SHANGHÁI

Comité Editorial: Santiago de Torres (presidente), Germán Castejón, Guillermo Cisneros, M.ª Teresa Corzo, Marcelino Elosua, Almudena García Calle, José Ignacio Goirigolzarri, Santiago Íñiguez de Onzoño, Luis Huete, Pilar López, Pedro Navarro, Manuel Pimentel y Carlos Rodríguez Braun.

Editorial Almuzara S.L.
Parque Logístico de Córdoba, Ctra. Palma del Río, Km 4, Oficina 3
14005 Córdoba.
www.LIDeditorial.com
www.almuzaralibros.com

A member of:

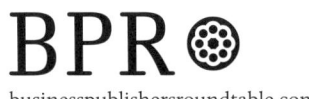

businesspublishersroundtable.com

© Pedro Mujica, 2025
© Editorial Almuzara S.L. 2025 para LID Editorial, de esta edición.

EAN-ISBN13: 978-84-17880-82-8
Directora editorial: Laura Madrigal
Editora de mesa: Paloma Albarracín
Corrección: Cristina Matallana
Maquetación: www.andreucomunicacion.com
Diseño de portada: Juan Ramón Batista
Impresión: Cofás, S.A.
Depósito legal: CO-2193-2024

Impreso en España / Printed in Spain

Primera edición: enero de 2025

Te escuchamos. Escríbenos con tus sugerencias, dudas, errores que veas o lo que tú quieras. Te contestaremos, seguro: *info@lidbusinessmedia.com*

Índice

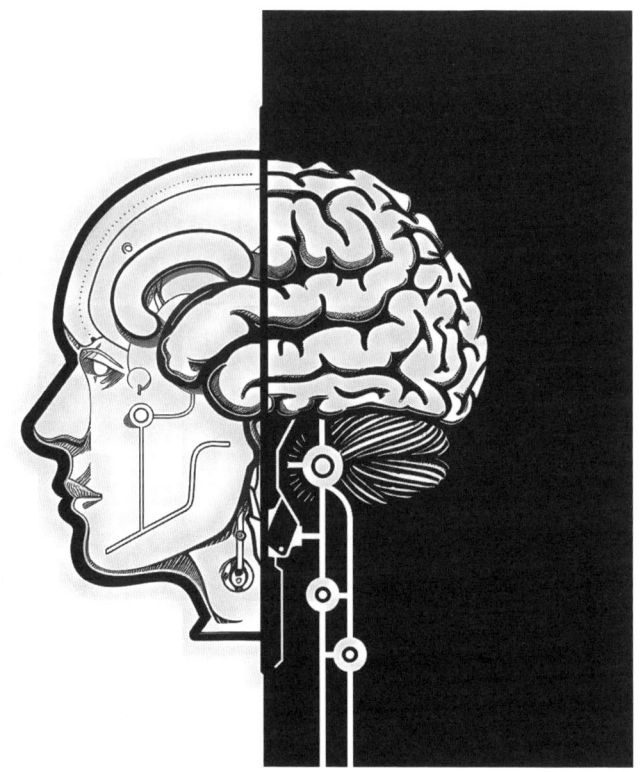

«Lo que más tememos es lo que más nos urge explorar».

Friedrich Nietzsche

EXTIENDE

Prólogo

Este libro está escrito de manera técnica y divulgativa, que es mi estilo característico. Cuando leo, siempre he preferido los textos que se exponen de forma rápida y precisa, sin recurrir a numerosos ejemplos y anécdotas emocionales, un recurso que reservo para las conferencias y sesiones de formación específicas que suelo impartir. Sin embargo, he decidido incluir una única anécdota especial y emotiva al final del prólogo para ilustrar cómo surgió el concepto de tecnohumanismo y cuál fue mi principal inspiración. El resto del contenido mantiene un enfoque divulgativo, científico y claro, con la intención de proporcionar una guía comprensible y exacta sobre el equilibrio entre el avance tecnológico y los valores humanos esenciales. Comencemos el viaje.

En el siglo XXI, hemos presenciado un avance tecnológico sin precedentes que ha impactado en todos los aspectos de nuestras vidas. Las tecnologías de la información y la comunicación (TIC) nos han conectado globalmente, lo que nos permite acceder a un vasto océano de información y compartir experiencias con millones de personas al instante. La revolución tecnológica ha transformado también campos como la medicina, la energía y el entretenimiento, y ha hecho posible la impresión 3D de órganos, la predicción de estructuras de proteínas, la popularización de fuentes renovables y la creación de realidades inmersivas que replican el mundo real de manera asombrosa.

Sin embargo, la gran protagonista de este siglo es la inteligencia artificial (IA). Desde asistentes conversacionales con altos niveles de comprensión y cognición hasta sistemas capaces de diagnosticar enfermedades o componer música, la IA logra cosas que antes parecían imposibles. Este auge tecnológico, no obstante, trae consigo desafíos éticos, morales y sociales. La privacidad, la ciberseguridad, el acceso equitativo a la tecnología y el impacto en el empleo son algunas de las preocupaciones globales emergentes.

Es crucial avanzar con una mentalidad consciente y considerada, garantizando que la tecnología beneficie a todos y teniendo en cuenta su impacto ambiental. La tecnología del siglo XXI no es solo una serie de herramientas o aplicaciones, sino un fenómeno cultural, social y económico que está reconfigurando nuestro mundo. Nos ofrece oportunidades para mejorar nuestra calidad de vida y abordar desafíos globales, pero también nos plantea preguntas fundamentales sobre quiénes somos, qué valores sostenemos y qué tipo de mundo queremos construir.

La importancia de la tecnología en este siglo es indudable, pero es esencial priorizar al ser humano en la era digital. Los avances tecnológicos deben centrarse en mejorar la vida humana, no en reemplazarla. Este libro tiene como objetivo ser una brújula para el camino, proporcionando una guía sobre cómo equilibrar el progreso tecnológico con los valores humanos esenciales.

El concepto de tecnohumanismo surge como respuesta a la necesidad de encontrar ese equilibrio entre tecnología y humanidad. Este movimiento aboga por una integración ética y sostenible de la tecnología, asegurando que esta siempre sirva al ser humano. El tecnohumanismo no es simplemente una reacción al avance tecnológico, sino una propuesta activa de cómo deberíamos enfocar el desarrollo tecnológico para maximizar sus beneficios y minimizar sus riesgos. Su Manifiesto propone que la tecnología debe complementarse con la inteligencia humana y nunca sustituirla.

«La tecnología del siglo XXI no es solo una serie de herramientas o aplicaciones, sino un fenómeno cultural, social y económico que está reconfigurando nuestro mundo».

La idea de los superhumanos en la era tecnológica no es ciencia ficción. Se refiere a la capacidad de las tecnologías emergentes para aumentar nuestras capacidades cognitivas y físicas, lo que nos permite superar nuestras limitaciones biológicas. Estas tecnologías incluyen desde implantes cerebrales hasta prótesis avanzadas, que no solo restauran funciones perdidas, sino que también amplifican nuestras habilidades naturales. Este potencial transformador de la tecnología es inmenso, pero también debe manejarse con cuidado para asegurar que se utilice de manera ética y equitativa.

La IA ha evolucionado desde conceptos teóricos hasta aplicaciones prácticas que afectan a todos los aspectos de nuestra vida diaria. Su capacidad para procesar grandes cantidades de datos y aprender de ellos la hace indispensable en campos tan diversos como la medicina, el transporte y el entretenimiento. Sin embargo, con estos avances vienen grandes responsabilidades. La IA debe desarrollarse y utilizarse de manera que beneficie a toda la sociedad, abordando desafíos como la privacidad, la equidad y el impacto en el empleo.

**«La empatía, la ética y la integridad
deben considerarse esenciales».**

La IA tiene el potencial de mejorar la eficiencia y la productividad humanas de manera significativa. Los asistentes y agentes de IA pueden realizar tareas complejas, lo que permite a las personas centrarse en actividades más creativas y significativas. Además, la IA puede aumentar nuestras habilidades y capacidades, proporcionando herramientas que amplifiquen nuestra inteligencia y creatividad. Este empoderamiento es una de las principales promesas de la IA, pero también requiere una consideración cuidadosa de sus implicaciones éticas y sociales.

El metaverso representa un nuevo paradigma en la interacción digital, donde las personas pueden experimentar un mundo virtual inmersivo que va más allá de las limitaciones físicas. Este concepto, aunque aún en desarrollo, ofrece oportunidades increíbles para la ampliación de experiencias sociales y culturales, así como para la creación de nuevas oportunidades económicas y laborales. Sin embargo, también plantea riesgos que deben gestionarse adecuadamente para asegurar que el metaverso sea inclusivo y beneficioso para todos.

El metaverso promete transformar la educación y el aprendizaje continuo, proporcionando entornos inmersivos donde los estudiantes pueden interactuar con el material de maneras nuevas y emocionantes. Además, abre nuevas oportunidades económicas, creando empleos y mercados que no existían previamente. Sin embargo, para alcanzar estas posibilidades, es esencial abordar los desafíos éticos y regulatorios que surgen con esta nueva tecnología.

La IA desempeñará un papel crucial en el desarrollo del metaverso, facilitando experiencias personalizadas y creando agentes virtuales inteligentes que interactúen con los usuarios. Esta integración de IA y metaverso puede proporcionar experiencias digitales más ricas y personalizadas, pero también requiere una atención cuidadosa a las implicaciones éticas y de privacidad.

«Es fundamental no rechazar la tecnología, sino integrarla en nuestras vidas de manera ética y consciente».

El impacto de estas tecnologías en la economía y el empleo es significativo, con la potencial disrupción de muchos sectores y la creación de nuevos desafíos legales y normativos. Además, la identidad digital y la IA generativa plantean nuevas preguntas sobre la privacidad, la propiedad intelectual y la autonomía personal. Es esencial abordar estos desafíos con una visión ética y centrada en el ser humano.

La educación y la alfabetización tecnológica son cruciales para asegurar que las personas puedan participar plenamente en la era digital. El tecnoantropocentrismo, o la coexistencia humano-máquina, debe guiarse por principios de responsabilidad individual y colectiva. Solo a través de un enfoque consciente y ético podemos asegurar que el desarrollo tecnológico beneficie a todos.

Eliminar barreras y discriminación en el acceso a la tecnología es fundamental para crear una sociedad inclusiva. La ética y la transparencia en el desarrollo y uso de la IA y el metaverso son esenciales para construir confianza y asegurar que estas tecnologías sean justas y equitativas. Además, los derechos digitales fundamentales deben protegerse para asegurar que todas las personas puedan beneficiarse de los avances tecnológicos.

El tecnohumanismo nos ofrece una visión para el futuro donde la tecnología y la humanidad coexisten en armonía. Para lograr esto, es necesario un enfoque consciente y ético. La necesidad de un futuro tecnológico para las personas es imperativa, y debemos trabajar juntos para asegurar que la tecnología sea accesible, justa y beneficiosa para todos. En última instancia, ser un superhumano significa utilizar la tecnología para amplificar nuestras capacidades y mejorar nuestra calidad de vida, sin perder de vista lo que nos hace fundamentalmente humanos.

La era digital es tan prometedora como nosotros decidamos que sea. Sigamos adelante, pero siempre con un ojo en el horizonte humano.

El metaverso no ha muerto. La palabra no puede matar el futuro que viene

El metaverso, a pesar de las opiniones que lo declaran muerto o una simple moda pasajera, sigue siendo una de las propuestas tecnológicas más disruptivas de nuestro tiempo. Su potencial va más allá de la etiqueta de un término mediático: es un nuevo paradigma de interacción, colaboración y creación que desafía las limitaciones del mundo físico. Muchos críticos han apresurado juicios negativos basándose en fracasos iniciales, expectativas infladas o el estancamiento de ciertas plataformas. Sin embargo, esta tecnología aún está en su infancia y, como cualquier cambio de gran magnitud, está evolucionando a ritmos diferentes en función de las condiciones del entorno y la aceptación social. La palabra *muerto* no puede aplicarse a algo que ni siquiera ha alcanzado su madurez y cuyo verdadero impacto apenas comienza a revelarse. El metaverso no ha muerto; está redefiniendo sus formas y funciones, esperando el momento en que la infraestructura, la cultura y la visión humana converjan para desatar todo su poder.

Lo que debemos entender es que las narrativas pesimistas no pueden matar el futuro que viene. La palabra es poderosa, sí, pero no tiene la capacidad de sofocar la innovación. Los desafíos que enfrenta el metaverso hoy no son diferentes de los que enfrentaron otras revoluciones tecnológicas en sus primeros días. Piensa en internet a finales de los años noventa, cuando muchos la consideraban una moda que nunca llegaría a ser *mainstream*, o en los inicios de la inteligencia artificial, cuando estaba relegaba a meros algoritmos sin aplicaciones prácticas en la vida diaria. Sin embargo, esas tecnologías persistieron, se transformaron y hoy son una parte esencial de nuestro día a día. Lo mismo sucederá con el metaverso, aunque este término podría evolucionar para adaptarse a nuevas nomenclaturas como internet 3D, internet espacial o realidad extendida, que representan las distintas vertientes que adoptará a medida que la convergencia entre lo digital y lo físico se profundice.

Las ideas que se forjan ahora, las pequeñas experiencias inmersivas y las comunidades que están explorando sus posibilidades no son experimentos fallidos, sino los cimientos de un futuro inmersivo donde lo físico y lo digital se entrelazan. Ya sea como metaverso, realidad extendida o cualquier otro nombre que tome en el futuro, estas experiencias configuran lo que podría ser la próxima iteración de internet, un espacio tridimensional interactivo que romperá las barreras de la pantalla tradicional para introducirnos en un entorno donde cada usuario podrá crear, explorar y trabajar en mundos completamente nuevos. Decir que el metaverso ha muerto es no entender que estamos presenciando la gestación de un entorno que, como todo lo revolucionario, necesita tiempo para madurar. La palabra no puede matar al futuro; solo lo puede aplazar. Y el metaverso, en cualquiera de sus futuras denominaciones, será el escenario donde los superhumanos del futuro redefinirán la manera en la que vivimos, trabajamos y creamos.

El cuarto estado

Estas páginas representan solo la primera capa de un conocimiento que va mucho más allá. En su estado físico, o formato sólido, tienes una estructura tradicional que compila las ideas y conceptos clave para entender cómo la tecnología, desde la inteligencia artificial hasta el metaverso, puede potenciar y transformar nuestra capacidad humana. Sin embargo, cada capítulo ha sido diseñado estratégicamente con un código QR integrado, permitiendo a quien busque ir más allá conectarse a tecnohumanismo.com. Al escanear estos códigos, accederás a su estado líquido, donde el contenido se amplía, se actualiza continuamente y se adapta a las nuevas tendencias y descubrimientos en el campo del tecnohumanismo. Aquí encontrarás recursos adicionales, entrevistas, tutoriales interactivos y secciones que evolucionan según el ritmo de la tecnología y el entorno profesional al que perteneces.

Pero el verdadero poder de este libro no reside solo en lo que yo, como autor, he escrito, sino en la comunidad que contribuye a su evolución. A través de las redes sociales y de la propia web, los lectores pueden debatir, proponer nuevas ideas y compartir sus propias experiencias de cómo la inteligencia artificial y el metaverso están transformando sus vidas. Este flujo de conocimientos y experiencias constituyen el estado gaseoso del libro, donde las reflexiones individuales se suman a una conversación global, convirtiendo a *Superhumanos* en una obra viva, orgánica y participativa. Cada comentario y aportación se añade a una base de datos de IA que actúa como nodo del libro, y que no solo enriquece el contenido, sino que también lo transforma en una herramienta de autoaprendizaje. Con el tiempo, la IA del libro podría evolucionar hacia formas de interacción más avanzadas, como avatares virtuales que te guíen, enseñen y compartan experiencias en tiempo real, reimaginando la manera en la que nos relacionamos con el conocimiento.

Gracias a esta sinergia entre lo físico, lo digital y lo comunitario, superhumanos se convierte en el cuarto estado: un *AI-book*, un libro inteligente capaz de interactuar contigo de formas que van más allá del texto tradicional. En tecnohumanismo.com, no solo encontrarás el contenido extendido de cada capítulo, también podrás conversar con una inteligencia artificial entrenada con toda la información del libro. Este asistente virtual, basado en el conocimiento acumulado, te guiará para descubrir capas más profundas de cada concepto, responder a tus dudas y ayudarte a personalizar la experiencia según tus intereses y necesidades. Así, *Superhumanos* no es solo un libro, sino un mentor digital que evoluciona contigo, abre nuevas puertas de aprendizaje y potencia tu desarrollo hacia un verdadero superhumano del siglo XXI.

Un mapa para guiarnos en el camino

Y para quienes buscan aplicar de manera concreta todo lo aprendido a lo largo de este recorrido, el último capítulo es un verdadero mapa para la acción. Este capítulo final, titulado «Un mapa para guiarnos en el camino», contiene un directorio exhaustivo de plataformas, aplicaciones, redes, perfiles y cursos especialmente seleccionados para cada sector profesional. A través de estas herramientas, los lectores encontrarán no solo una guía práctica para la implementación de tecnologías emergentes, como la IA generativa y el metaverso, sino también recursos que permiten llevar la teoría a la práctica de manera ágil y efectiva.

Esta sección (organizada según áreas como educación, marketing, recursos humanos, atención al cliente, diseño, medicina y más) está concebida como una extensión líquida del libro. Con enlaces interactivos y recursos dinámicos que se actualizan en tiempo real a través de tecnohumanismo.com, cada recomendación está pensada para inspirar y guiar a quien desee transformar su entorno con estas nuevas capacidades tecnológicas. Es aquí donde el contenido cobra una dimensión adicional, pues abre oportunidades para mantenerse a la vanguardia y evolucionar continuamente en este entorno en constante cambio.

Una anécdota personal que inspiró el tecnohumanismo

Recuerdo una tarde, hace ya algunos años, cuando estaba trabajando en un proyecto de IA para una gran empresa de tecnología. Estábamos desarrollando un sistema avanzado de IA capaz de analizar grandes volúmenes de datos médicos para ayudar a diagnosticar enfermedades raras. El entusiasmo en el equipo era palpable; todos estábamos emocionados por el potencial de esta tecnología para salvar vidas y revolucionar la medicina.

Un día, mientras revisaba algunos de los últimos informes, recibí una llamada de un viejo amigo de la universidad, ahora un médico renombrado. Decidimos encontrarnos para ponernos al día. Durante nuestra conversación, le hablé sobre el proyecto en el que estaba trabajando y cómo la IA podría mejorar drásticamente el diagnóstico médico. Sin embargo, mi amigo me sorprendió con su respuesta. Me contó sobre una paciente suya, una anciana que había desarrollado una rara condición neurológica. A pesar de todos los avances tecnológicos, lo que realmente había marcado la diferencia en su tratamiento no fue una máquina, sino el tiempo y la empatía que él y su equipo le dedicaron.

«Pedro —me dijo—, la tecnología es maravillosa y tiene un potencial increíble, pero nunca podrá reemplazar la conexión humana. Esa paciente necesitaba saber que alguien se preocupaba por ella, no solo que alguien la entendía científicamente». Sus palabras me impactaron profundamente y me llevaron a reflexionar sobre el verdadero propósito de la tecnología.

Esa conversación fue un catalizador para lo que eventualmente se convertiría en el concepto de tecnohumanismo.

Esta epifanía me llevó a desarrollar una visión más holística del progreso tecnológico. Empecé a abogar por una integración más ética y humana de la tecnología, insistiendo en que cualquier desarrollo debe centrarse en mejorar la experiencia humana, no en sustituirla. La idea del tecnohumanismo comenzó a tomar forma: un enfoque que prioriza la colaboración entre la tecnología y la humanidad, donde cada innovación tecnológica debe ser evaluada no solo por su eficiencia y capacidad, sino también por su impacto en la humanidad.

A partir de esa experiencia, comprendí que el desafío no es crear tecnologías avanzadas, sino hacerlo de manera que siempre sirvan para potenciar lo mejor de nosotros como seres humanos. El tecnohumanismo es, en esencia, una llamada a equilibrar el progreso tecnológico con un profundo respeto y consideración por la experiencia humana, asegurando que, en nuestra búsqueda de un futuro más avanzado, no perdamos de vista lo que nos hace realmente humanos.

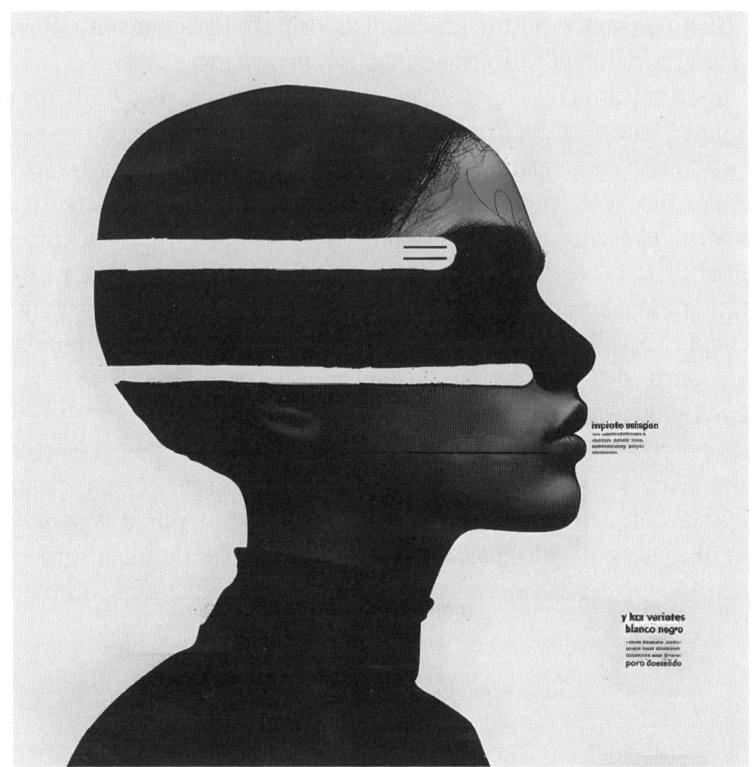

«La tecnología es una fuerza cultural, económica y social que está transformando nuestro mundo a una velocidad sin precedentes».

EXTIENDE

Introducción

La importancia de la tecnología en este siglo

El siglo XXI ha sido testigo de un auge tecnológico sin precedentes, marcando una nueva era en la historia de la humanidad. Esta revolución ha transformado la manera en que interactuamos, trabajamos y vivimos nuestro día a día. En 2024, se estima que el número de usuarios de *smartphones* alcanzará los 7211 millones, lo que representa aproximadamente el 88 % de la población mundial actual, estimada en 8200 millones. Según datos de Statista, esta tendencia de crecimiento continuará, proyectando un aumento hasta los 8063 millones de usuarios para 2029. Claramente, el *smartphone* ha dejado de ser una opción, convirtiéndose en una parte vital de nuestra identidad para dar lugar a lo que Kevin Warwick llama el *Homo technologicus*.

En esta era, la interacción entre humanos y tecnología no solo amplía nuestras capacidades, sino que también moldea nuestra esencia. Estamos evolucionando hacia una nueva especie, la poshumana, donde la tecnología no es solo una herramienta, sino una extensión de nuestra biología. La simbiosis con la máquina plantea importantes interrogantes éticos y morales, así como oportunidades sin precedentes para superar los límites humanos. Esta interacción transforma cómo percibimos y experimentamos el mundo, redefiniendo profundamente el concepto que hasta ahora teníamos del ser humano.

«La tecnología no es simplemente una herramienta complementaria. Se ha convertido en una extensión de nuestra existencia, impactando y mejorando cada faceta de nuestras vidas».

El crecimiento de la población y la diversificación de los entornos culturales sugieren que la evolución humana podría estar acelerándose. Hace apenas unas décadas, la idea de tener el mundo al alcance de la mano a través de dispositivos móviles parecía sacada de una novela de ciencia ficción. Sin embargo, hoy en día esto es una realidad tangible. Las tecnologías de la información y la comunicación (TIC) nos han conectado de maneras que nunca hubiéramos imaginado. Podemos comunicarnos en tiempo real con cualquier parte del mundo, acceder a un vasto océano de información en segundos y compartir nuestras experiencias y pensamientos con miles, o incluso millones de personas, en cuestión de minutos.

Pero no es solo la conectividad lo que destaca. La revolución tecnológica de este siglo se ha manifestado en diversas formas. En el campo de la medicina, por ejemplo, ahora es posible imprimir órganos en 3D y predecir la estructura de casi todas las proteínas conocidas. En el sector energético, hemos visto un giro significativo hacia la sostenibilidad con la creación y popularización de fuentes de energía renovable más eficientes. Se prevé que las inversiones en este ámbito superen los 1.7 billones de dólares en los próximos años.

Además, vivimos en una era donde los límites entre lo físico y lo digital se están desvaneciendo. La realidad virtual (RV) y la realidad aumentada (RA), que son los pilares del futuro metaverso, nos están ofreciendo maneras inmersivas de experimentar mundos que antes solo existían en nuestra imaginación. Estas tecnologías no solo tienen aplicaciones en el entretenimiento, sino también en la educación, la medicina, la arquitectura y prácticamente en todas las áreas de nuestra sociedad.

La inteligencia artificial (IA) se ha convertido en un pilar fundamental de nuestro siglo. Desde asistentes virtuales que nos proporcionan acceso instantáneo a un vasto conocimiento, interactuando de manera casi humana, hasta sistemas avanzados que pueden diagnosticar enfermedades con gran precisión, recomendar tratamientos médicos o incluso componer música. Esta tecnología está logrando proezas que hace poco tiempo parecían imposibles. Los límites de la

IA aún están por descubrirse, y su impacto en la economía, la sociedad y la cultura promete ser profundo y duradero.

No obstante, con un poder tan grande vienen grandes responsabilidades. El avance tecnológico trae consigo dilemas éticos y morales significativos. Cuestiones como la privacidad, la ciberseguridad, el acceso equitativo a la tecnología y su impacto en el empleo son preocupaciones comunes en todo el mundo. Es crucial que nuestro progreso esté guiado por una mentalidad consciente y reflexiva, asegurando que los beneficios de la tecnología lleguen a toda la sociedad y no solo a unos pocos privilegiados.

Otro aspecto importante que hay que considerar es el impacto ambiental de la tecnología. A medida que producimos más dispositivos, también aumentamos la cantidad de desechos y nuestra demanda de energía. Se estima que para el año 2030 los desechos electrónicos superen los 74 millones de toneladas anuales. Por ello, es esencial que la tecnología también actúe como una fuerza positiva en este ámbito, buscando soluciones sostenibles y respetuosas con el medioambiente.

Es crucial entender que la tecnología del siglo XXI va más allá de ser simplemente un conjunto de herramientas o aplicaciones; es un fenómeno cultural, social y económico que está transformando nuestro mundo a una velocidad sin precedentes. Nos brinda oportunidades únicas, desde mejorar nuestra calidad de vida hasta abordar desafíos globales, como el cambio climático y las pandemias; sin embargo, también nos plantea preguntas fundamentales sobre nuestra identidad, nuestros valores y el tipo de mundo que queremos construir para las generaciones futuras. En este viaje a través de una era de cambios profundos, es esencial recordar la importancia de centrar cada innovación en el ser humano y enfrentarse a los desafíos con empatía, ética y una visión a largo plazo.

«En este siglo, la tecnología es una fuerza formidable, y está en nuestras manos decidir si su legado será beneficioso o perjudicial para la humanidad».

Priorizar al ser humano en la era digital

Nos encontramos plenamente inmersos en la era digital, una época que ha transformado nuestra sociedad de manera irreversible. Cada avance tecnológico empuja aún más los límites de lo posible, redefiniendo lo que consideramos alcanzable. Sin embargo, en medio de esta rápida transformación, surge una pregunta fundamental: ¿cómo podemos asegurarnos de que las personas no sean marginadas o desplazadas por una obsolescencia no deseada?

Este libro es el resultado de un esfuerzo prolongado para presentar un enfoque que armoniza tecnología y humanidad. No se trata simplemente de resistir al avance tecnológico, sino de cultivar una filosofía que sitúe a las personas en el centro de toda innovación.

Actualmente, estamos en la Cuarta Revolución Industrial, dominada por máquinas inteligentes. Aunque estamos en las primeras etapas de su adopción y desarrollo, se plantea la necesidad de una Quinta Revolución Industrial, que debería poner al ser humano al frente, asegurando que toda tecnología desarrollada sirva a sus necesidades.

He denominado a esta visión *tecnohumanismo*, un movimiento que prioriza a las personas sobre la tecnología, la cual debe ser desarrollada de manera ética y sostenible.

Con los avances en IA progresando a una velocidad sin precedentes, es vital que estos no comprometan valores humanos esenciales. Valores como la empatía, la ética y la integridad deben ser pilares en cualquier desarrollo tecnológico. Es probable que veamos una integración entre tecnología e inteligencia humana y, de ser así, su objetivo principal debe ser elevar la consciencia y la capacidad cognitiva humanas.

Si en las próximas décadas el desarrollo tecnológico sigue la filosofía del tecnohumanismo, podremos trascender nuestras propias limitaciones y hacer frente a desafíos mayores, incluyendo los riesgos existenciales que actualmente nos acechan. Es esencial que las personas mantengan un rol protagónico en la era digital y no se conviertan en meras consumidoras pasivas de tecnologías que no comprenden completamente y con plena consciencia. Ante el riesgo de que la tecnología tome decisiones críticas por nosotros, es fundamental preservar un control humano que garantice nuestra capacidad de elección y pensamiento crítico.

Por tanto, debemos integrar la tecnología en nuestras vidas de manera ética y consciente. Tenemos que ser partícipes activos de la revolución digital, comprendiendo las herramientas que utilizamos y definiendo su propósito y dirección. Es nuestro deber asegurar que la tecnología sea accesible y justa y beneficie a toda la sociedad. Este diálogo entre tecnología y humanidad no es solo una necesidad, sino una oportunidad para redefinir nuestro mundo. Las implicaciones de un diseño tecnológico centrado en el ser humano son vastas. Podemos diseñar sistemas que no solo satisfagan nuestras necesidades actuales, sino que también anticipen y se adapten a los desafíos futuros. Esto requerirá una colaboración sin precedentes entre ingenieros, diseñadores, líderes políticos y la sociedad civil para garantizar que las tecnologías que adoptemos mejoren nuestra calidad de vida y no la compliquen.

En el punto donde la humanidad y la tecnología convergen, existe un vasto espacio para la innovación que puede beneficiar a todos. Este libro ha sido escrito para trazar un camino que nos permita navegar en la era digital sin olvidar lo que nos hace fundamentalmente humanos. Recordemos la importancia de priorizar a las personas, de ser conscientes de nuestras decisiones y de adoptar la tecnología con un sentido de responsabilidad y ética.

«La promesa de la era digital dependerá de cómo decidamos enfrentarnos a ella. Avancemos, siempre con la humanidad como nuestro horizonte».

Objetivos del libro: una brújula para el camino

La constante evolución tecnológica ofrece tanto oportunidades como desafíos y puede hacer que el futuro del trabajo parezca intimidante. La IA y el metaverso son dos de estas innovaciones que están redefiniendo no solo nuestra manera de interactuar con el mundo, sino también cómo trabajamos y generamos valor. Este libro pretende ser una brújula, orientando a los lectores a través de las numerosas oportunidades laborales emergentes en este nuevo escenario, facilitando un viaje con confianza y claridad a través de esta era de cambios.

La IA ya no es solo un tema de ciencia ficción, sino una herramienta práctica y omnipresente en nuestra vida cotidiana. Desde sistemas que nos hacen recomendaciones hasta asistentes virtuales y diagnósticos médicos, la IA está transformando nuestra forma de enfrentarnos a desafíos y tomar decisiones. Este impacto va más allá de las áreas técnicas o especializadas. La IA también está generando empleos que trascienden los roles tradicionales de programadores o ingenieros, como formadores en IA, especialistas en ética de la IA y consultores para la adaptación empresarial al uso de IA. Dado el ritmo acelerado de evolución de esta tecnología, muchos de estos roles están aún en desarrollo y son definidos conforme emergen. Este libro busca proporcionar una visión amplia y práctica sobre cómo prepararse y adaptarse a estas nuevas oportunidades, no solo mediante la adquisición de habilidades técnicas, sino también a través del entendimiento de los principios éticos y filosóficos que estas tecnologías implican.

El concepto de metaverso como un universo digital inmersivo surge como un agente transformador en la manera en que nos conectamos, socializamos, jugamos y, especialmente, trabajamos. Imaginemos un espacio digital donde las barreras entre lo virtual y lo real casi no existen, un lugar donde es posible crear, aprender y colaborar en entornos completamente inmersivos. En este escenario, aparecen roles como diseñadores de experiencias metavérsicas, arquitectos de mundos virtuales y moderadores de comunidades en el metaverso. También surgirán oportunidades en áreas como el arte, el entretenimiento, la educación y la consultoría, todas alojadas dentro de este espacio digital. Este libro busca iluminar cómo podemos prepararnos para estas oportunidades, identificando las habilidades requeridas y entendiendo las implicaciones de trabajar en un entorno virtual. Mediante guías prácticas y ejemplos específicos, mi objetivo es proporcionar una ruta clara para aquellos interesados en explorar las posibilidades laborales en el metaverso junto con la IA.

El corazón de este libro está impulsado por la convicción de que, en medio de estas revoluciones tecnológicas, las personas deben ser el centro y la tecnología debe estar siempre a su servicio. Esto nos lleva al tecnohumanismo, donde se enfatiza el bienestar y desarrollo humano. Reconocemos que la transformación laboral puede ser desconcertante, por lo que este texto busca ser más que un compendio teórico; pretende ser un compañero práctico. Mi intención es que cada lector, sin importar su formación o experiencia previa, encuentre en estas páginas herramientas y recursos para transformarse y estar preparado para los desafíos y oportunidades que emergen.

Así, el futuro del trabajo, impulsado por la IA y el metaverso, se presenta vasto y lleno de posibilidades. Con esta guía en mano, espero que este libro sirva como un faro que guíe a los lectores hacia un futuro laboral enriquecedor y en consonancia con las demandas del siglo XXI.

«Estamos en plena transformación y, con la orientación adecuada, podemos abordarla con confianza y optimismo».

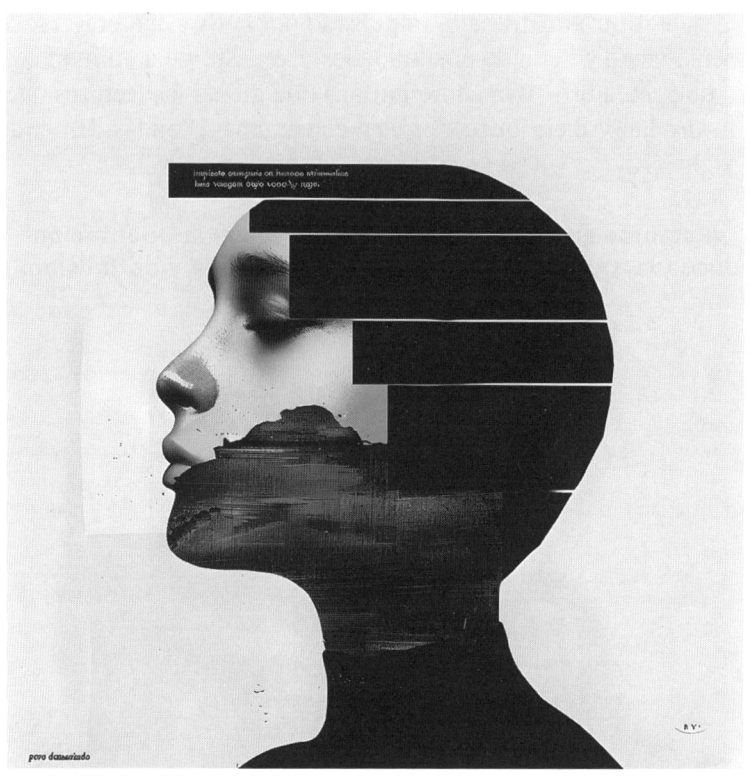

«El tecnohumanismo no se opone
al avance tecnológico, lo que
busca es garantizar que ese avance
amplifique nuestras capacidades sin
reemplazarlas».

EXTIENDE

1
El movimiento tecnohumanista

1. Definición y origen del tecnohumanismo

El término *tecnohumanismo* ha captado la atención de varios pensadores y escritores en los últimos años, destacando entre ellos el historiador Yuval Noah Harari. En 2015, Harari publicó *Homo Deus. Breve historia del mañana*, una obra que tuvo un impacto profundo en muchos lectores. En su libro, Harari sugiere que el humanismo, que enfatiza la experiencia y la elección individual, está siendo reemplazado por un nuevo paradigma que él denomina *tecnohumanismo*. Este cambio está siendo impulsado por avances en tecnologías como la IA y la ingeniería genética.

Harari expone que, desde una perspectiva política tecnohumanista, las TIC podrían usarse para anticipar las necesidades o los deseos de la sociedad antes de que se realicen votaciones o encuestas. En el ámbito económico, las máquinas comenzarán a realizar tareas antes vistas como exclusivamente humanas, moviéndonos hacia una economía dominada por la IA. En la estética, las percepciones de belleza podrían ser inducidas artificialmente. La educación también experimentará transformaciones, con máquinas que se integran en el proceso educativo y a menudo superan el pensamiento humano. Además, la ética tecnohumanista nos invita a considerar no solo nuestro bienestar, sino también el de la sociedad y el de las máquinas con las que coexistimos. Este nuevo enfoque nos desafía a reconsiderar nuestras responsabilidades en una sociedad cada vez más influenciada por tecnologías avanzadas.

El tecnohumanismo es una respuesta a las radicales transformaciones que las tecnologías emergentes están provocando en nuestra sociedad. Harari visualiza un mundo donde la fusión de lo humano y lo tecnológico redefine nuestra existencia. La integración de la tecnología en nuestras vidas no se limita solo a las herramientas que usamos, sino que también incluye la modificación de nuestro ser mediante ingeniería genética, ofreciendo la posibilidad de alterar nuestro ADN para eliminar enfermedades hereditarias, mejorar nuestras capacidades físicas y cognitivas e incluso prolongar nuestra vida. Además, la IA está comenzando a igualar y superar nuestras capacidades en varios campos, desde el reconocimiento de patrones hasta la toma de decisiones complejas.

«El tecnohumanismo responde a transformaciones radicales impulsadas por tecnologías emergentes, visualizando un futuro donde la fusión de lo humano y lo tecnológico redefine nuestra existencia, extendiéndose desde el uso cotidiano de herramientas hasta la modificación genética que mejora y prolonga nuestras vidas, y la IA que alcanza y supera nuestras capacidades».

Esta convergencia entre tecnología y humanidad plantea preguntas profundas sobre nuestra identidad y nuestro propósito. ¿Qué significa ser humano en un mundo donde la tecnología puede replicar y mejorar nuestras capacidades? ¿Cómo mantenemos nuestros valores y nuestra ética en una sociedad cada vez más mediada por máquinas inteligentes? El tecnohumanismo busca abordar todas estas preguntas.

Aunque Harari es una voz prominente en la discusión del tecnohumanismo, actualmente el único manifiesto tecnohumanista ampliamente reconocido es el que he desarrollado en mi proyecto IANética, donde he intentado definir lo que significa colocar la tecnología al servicio de las personas. Este manifiesto establece principios fundamentales para asegurar que la tecnología sirva para potenciar nuestras capacidades y mejorar nuestra calidad de vida, sin comprometer nuestra autonomía y nuestros valores fundamentales.

Numerosas figuras y organizaciones han elaborado textos, documentos y discursos enfocados en el tecnohumanismo, abordando desde distintos ángulos una idea común: utilizar la tecnología, especialmente aquella capaz de operar de manera autónoma, para realzar los valores, pensamientos y características humanas. Este enfoque promueve integrar la tecnología como un aspecto adicional en la evolución humana, utilizándola para mejorar al ser humano, mientras se descarta cualquier tecnología que pueda suprimir nuestras cualidades esenciales.

El concepto de tecnohumanismo no solo aboga por una integración ética y responsable de la tecnología en nuestras vidas, sino que también promueve su uso para mejorar y potenciar las cualidades humanas. Esta filosofía se refleja en la importancia creciente de disciplinas como la ética de la IA, la bioética y la filosofía de la tecnología. Estos campos no solo analizan los aspectos técnicos de las innovaciones, sino que también se enfocan en sus implicaciones éticas, sociales y filosóficas.

La educación es un pilar crucial del tecnohumanismo. Es esencial que las futuras generaciones desarrollen no solo habilidades técnicas, sino también un entendimiento crítico de los principios éticos y filosóficos que deben orientar el desarrollo tecnológico. Esto implica enseñar ética tecnológica en las escuelas y fomentar una cultura de responsabilidad y sostenibilidad en el uso de la tecnología. También subraya la importancia de la colaboración interdisciplinaria. Los retos del siglo XXI, como el cambio climático y las desigualdades sociales, requieren soluciones que combinen conocimientos de diversas disciplinas. Ingenieros, científicos, filósofos, sociólogos y otros profesionales deben unirse para desarrollar tecnologías que sean innovadoras y, al mismo tiempo, justas y equitativas.

«La verdadera innovación surge en la intersección de la tecnología y la humanidad, donde diferentes perspectivas y conocimientos se combinan para crear soluciones integrales».

El tecnohumanismo insiste en que la tecnología debe ser accesible para todos. La brecha digital es una realidad que puede incrementar las desigualdades existentes al dejar atrás a quienes no tienen acceso a las herramientas y los conocimientos necesarios para participar de la sociedad digital. Por tanto, es crucial promover políticas y prácticas que aseguren que todas las personas, sin importar su situación socioeconómica, puedan beneficiarse de los avances tecnológicos.

La sostenibilidad es otro pilar esencial. En un mundo que se enfrenta a desafíos ambientales sin precedentes, es imperativo que el desarrollo tecnológico sea eficiente y respetuoso con el medioambiente. Esto significa diseñar y usar tecnologías que minimicen nuestro impacto ambiental, promuevan el uso de recursos renovables y fomenten prácticas que protejan y restauren el entorno.

«La tecnología debe ser una fuerza para el bien, ayudándonos a vivir de manera más sostenible y a proteger nuestro planeta para las generaciones futuras».

Defiende la enorme importancia de un futuro inclusivo. En lugar de crear una sociedad dividida entre quienes tienen acceso a la tecnología y quienes no, busca un futuro donde todos puedan beneficiarse de los avances tecnológicos. Esto requiere un compromiso con la justicia social y la equidad, asegurando que las tecnologías no solo no perpetúen las desigualdades existentes, sino que ayuden a reducirlas.

«El tecnohumanismo, en definitiva, es una filosofía que busca armonizar el avance tecnológico con valores humanistas, enfocándose en un desarrollo que mejore nuestras vidas sin deshumanizar, promoviendo una coexistencia beneficiosa entre tecnología y humanidad para asegurar que los avances nos hagan no solo más eficientes, sino también más humanos».

2. El equilibrio entre la tecnología y la humanidad

En una era donde la tecnología avanza rápidamente, es crucial integrar estas innovaciones sin perder de vista lo que nos define como seres humanos. Alcanzar este equilibrio requiere reflexión profunda y un enfoque meticuloso.

Uno de los aspectos más críticos de esta relación es el uso ético de la IA. La IA tiene el potencial de transformar nuestras vidas de manera significativa, desde la forma en que trabajamos hasta cómo interactuamos. No obstante, este poder conlleva una gran responsabilidad. Los sistemas de IA deben diseñarse y utilizarse de forma que respeten la dignidad humana, promuevan la justicia y eviten causar daño.

El diseño centrado en el ser humano es otro pilar fundamental del tecnohumanismo. Este enfoque implica crear tecnologías que se adapten a las necesidades y capacidades humanas en lugar de forzar a las personas a adaptarse a las tecnologías. En la práctica, esto significa desarrollar interfaces intuitivas, accesibles e inclusivas que permitan a todos beneficiarse de los avances tecnológicos, independientemente de sus habilidades técnicas. Además, debe fomentarse un enfoque participativo en el diseño y desarrollo tecnológico, involucrando a los usuarios en todas las etapas del proceso para garantizar que las soluciones tecnológicas realmente resuelvan problemas humanos y mejoren la calidad de vida.

La privacidad y la protección de datos son esenciales en esta búsqueda de equilibrio. En una era donde la información es uno de los recursos más valiosos, proteger la privacidad de los individuos debe ser una prioridad. Esto implica establecer regulaciones claras y efectivas sobre recopilación, almacenamiento y uso de datos personales, asegurando que las personas tengan control sobre su propia información. La privacidad no es un lujo, sino un derecho fundamental que debe ser protegido en la era digital.

La sostenibilidad también desempeña un papel crucial. A medida que desarrollamos nuevas tecnologías, debemos considerar su impacto ambiental. Esto incluye no solo la eficiencia energética y el uso de recursos renovables, sino también la gestión de residuos y el diseño de productos que sean reciclables y reutilizables. La tecnología debe ser una aliada en la lucha contra el cambio climático y la degradación ambiental, ayudándonos a crear un futuro más sostenible para las próximas generaciones.

Otro aspecto importante es la educación y capacitación continua. En un mundo en constante cambio, es fundamental que las personas tengan acceso a oportunidades de aprendizaje que les permitan adaptarse y prosperar. Esto no se limita a las habilidades técnicas, sino que también incluye el desarrollo de competencias críticas, creativas y éticas. Las instituciones educativas, las empresas y los Gobiernos deben colaborar para proporcionar programas de educación y formación que preparen a las personas para los desafíos del siglo XXI. El papel de la ética y la filosofía en el desarrollo tecnológico no puede ser subestimado. En lugar de ver la tecnología como un fin en sí mismo, debemos considerarla como un medio para mejorar nuestras vidas y la sociedad en su conjunto. La ética debe ser la brújula que guíe el avance tecnológico, garantizando que cada paso adelante se dé con responsabilidad y humanidad.

La colaboración interdisciplinaria es esencial para lograr este equilibrio. Los desafíos a los que nos enfrentamos hoy en día son complejos y multifacéticos y requieren soluciones que integren conocimientos de diversas áreas. Ingenieros, científicos, filósofos, sociólogos y otros profesionales deben trabajar juntos para desarrollar tecnologías que sean innovadoras y equitativas. Esta colaboración no solo enriquece el proceso de desarrollo, sino que también asegura que las soluciones sean más holísticas y sostenibles. Además, es fundamental fomentar un enfoque inclusivo y equitativo en el desarrollo y la implementación de tecnologías. Esto implica no solo asegurar que todos tengan acceso a las tecnologías emergentes, sino también que participen en su creación y desarrollo. La diversidad de perspectivas y experiencias puede conducir a innovaciones más relevantes y efectivas que realmente aborden las necesidades de diferentes comunidades y grupos.

El equilibrio entre tecnología y humanidad también requiere una regulación y políticas públicas efectivas. Los gobiernos tienen un papel crucial en la creación de un entorno que promueva el desarrollo tecnológico responsable. Esto incluye la implementación de leyes y regulaciones que protejan los derechos de los individuos, promuevan la equidad y aseguren la sostenibilidad. Al mismo tiempo, es importante que estas regulaciones no obstaculicen la innovación, sino que la guíen de manera que beneficie a la sociedad en su conjunto.

La tecnología tiene el potencial de ser una fuerza poderosa para el bien, pero su impacto depende de cómo la utilizamos y gestionamos. El tecnohumanismo nos ofrece un marco para asegurar que las innovaciones tecnológicas sean utilizadas de manera que enriquezcan nuestras vidas y mejoren la sociedad. Al poner a las personas en el centro del desarrollo tecnológico, podemos crear un futuro donde la tecnología y la humanidad convivan en armonía. El verdadero progreso no se mide solo por los avances tecnológicos, sino por cómo estos contribuyen al bienestar y a la dignidad de las personas.

No se trata de rechazar la tecnología ni de caer en una tecnofilia acrítica, sino de encontrar un punto de encuentro donde la tecnología potencie las capacidades y los valores humanos sin deshumanizarnos o alienarnos.

«La tecnología debe estar siempre al servicio de las personas, no al revés. Debe ser un instrumento para mejorar nuestras vidas, no una fuerza que nos controle o domine».

La tecnología debe usarse para ampliar nuestro conocimiento, desarrollar nuestras habilidades y fortalecer nuestra creatividad. Debe ser un catalizador para el progreso humano, no una barrera que limite nuestro potencial. El desarrollo y uso de la tecnología debe guiarse por principios éticos sólidos. Es necesario garantizar que la tecnología se use para el bien y no para el mal, que sea accesible para todos y no solo para unos pocos y que no contribuya a aumentar la brecha entre ricos y pobres. También es necesario que respete la privacidad y la dignidad humana, evitando establecer controles que degraden a la persona y su bienestar fundamental. Y, sobre todo, es importante mantener una conexión con nuestra humanidad y no permitir que la tecnología nos aleje de nuestros valores, emociones y relaciones.

La construcción de un futuro tecnohumanista requiere la colaboración de todos los actores sociales: Gobiernos, empresas, academia, sociedad civil y ciudadanos. Es necesario trabajar juntos para definir los objetivos y valores que queremos que guíen el desarrollo y uso de la tecnología.

Ejemplos prácticos pueden ilustrar cómo la IA puede ayudar a diagnosticar enfermedades con mayor precisión, desarrollar nuevos tratamientos y brindar atención personalizada a los pacientes; cómo las tecnologías educativas personalizadas pueden ofrecer experiencias de aprendizaje inmersivas y adaptadas a las necesidades de cada estudiante, y cómo las ciudades inteligentes pueden ayudar a reducir la contaminación, mejorar la gestión del tráfico y crear espacios públicos más seguros y agradables.

En definitiva, el tecnohumanismo busca un futuro donde la tecnología y la humanidad coexistan en armonía, donde la tecnología sea una herramienta para el progreso humano y no una amenaza para nuestra esencia. Este es un camino que debemos construir juntos, con responsabilidad, ética y una visión clara de los valores que queremos que guíen nuestro futuro. El tecnohumanismo nos ofrece una guía valiosa para equilibrar el progreso tecnológico con la preservación de nuestra humanidad. Integrar principios éticos y humanos en el desarrollo tecnológico es esencial para asegurar que los avances beneficien a todos y no comprometan nuestra dignidad y nuestros valores.

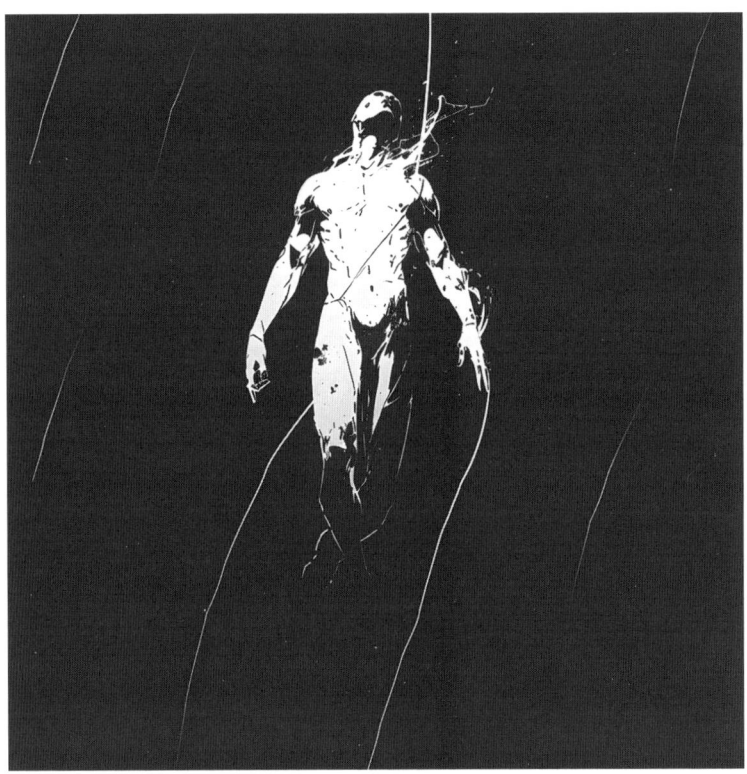

«La verdadera innovación no surge solo de la tecnología, sino de la intersección entre tecnología y humanidad, donde diversas disciplinas se unen para abordar los desafíos del siglo XXI».

3. El *Manifiesto tecnohumanista*

Estamos al comienzo de una nueva era, donde la IA y el Internet de las cosas (IoT) están revolucionando todos los aspectos de nuestra vida. Sin embargo, las ventajas de estas tecnologías no están garantizadas, lo que nos obliga a reflexionar profundamente para asegurarnos de que el camino sea el correcto en todos los escenarios posibles. Es el momento de actuar de manera innovadora, poniendo al ser humano en el centro de todo. A esto lo llamamos el *Segundo Renacimiento*, una época marcada por un movimiento trascendental: el tecnohumanismo.

El tecnohumanismo se basa en dos pilares fundamentales: el desarrollo de una ética para el uso adecuado de la IA y el IoT y la educación de un nuevo concepto de tecnociudadano. El primer pilar, el desarrollo de una ética para el uso adecuado de estas tecnologías, es esencial para asegurar que se utilicen de manera que beneficien a la humanidad. Debemos establecer principios éticos que guíen el desarrollo y uso responsable de estas tecnologías, garantizando que se utilicen para el bienestar humano sin comprometer la privacidad, seguridad o dignidad de las personas.

Los valores que sustentan la ética del tecnohumanismo incluyen la dignidad humana, la justicia social, la sostenibilidad ambiental, la transparencia y la responsabilidad. La dignidad humana implica que la tecnología debe respetar los derechos fundamentales de todas las personas. La justicia social requiere que la tecnología sea accesible para todos y no incremente las desigualdades sociales. La sostenibilidad ambiental significa que la tecnología debe contribuir a la protección del medioambiente. La transparencia es necesaria para que el desarrollo y uso de la tecnología sean claros y estén sujetos a rendición de cuentas. Finalmente, la responsabilidad demanda que todos los actores involucrados en el desarrollo y uso de la tecnología sean responsables de sus acciones.

«Los valores del tecnohumanismo incluyen dignidad humana, justicia social, sostenibilidad ambiental, transparencia y responsabilidad, asegurando que la tecnología respete derechos, sea accesible, proteja el medioambiente y sea desarrollada y utilizada con responsabilidad».

El segundo pilar, la educación de un nuevo concepto de tecnociudadano, busca preparar a las personas para las transformaciones venideras y fomentar una participación activa en la Cuarta Revolución Industrial. Es crucial crear un nuevo tipo de ciudadano consciente de los cambios y preparado para participar activamente en esta Revolución. La educación debe enfocarse en desarrollar habilidades como pensamiento crítico, creatividad, resolución de problemas, adaptación al cambio, comprensión de la tecnología y su impacto social, alfabetización digital, habilidades de comunicación y capacidad de colaboración.

El tecnociudadano debe ser capaz de usar la tecnología de manera responsable y ética, participar en el debate público sobre su desarrollo y uso, exigir que se utilice para el bien común y ser un agente activo en la construcción de un futuro mejor. El tecnohumanismo invita a construir un futuro donde la tecnología y la humanidad coexistan en armonía, donde la tecnología sea una herramienta para el progreso humano y no una amenaza para nuestra esencia. Este es un camino que debemos recorrer juntos, con responsabilidad, ética y una visión clara de los valores que queremos que guíen nuestro futuro.

Para lograr esto, es crucial integrar principios éticos en todas las etapas del desarrollo tecnológico. Desde el diseño hasta la implementación y el uso final, los desarrolladores y usuarios de tecnología deben considerar las implicaciones de sus creaciones y decisiones. Esto implica un cambio de paradigma en cómo se conciben y desarrollan las tecnologías, adoptando un enfoque centrado en el ser humano.

El diseño ético implica considerar desde el inicio las posibles consecuencias de una tecnología en los individuos y en la sociedad. Los diseñadores deben evaluar cómo su trabajo afectará a la privacidad, la seguridad y los derechos humanos. Esto puede incluir la implementación de técnicas de diseño centrado en el usuario, pruebas de impacto ético y la colaboración con expertos en ética y derechos humanos.

En la fase de desarrollo, es fundamental mantener un enfoque transparente y participativo. Los equipos de desarrollo deben ser diversos y estar capacitados en ética tecnológica. La diversidad en los equipos asegura una mayor representación de diferentes perspectivas y necesidades, lo cual es vital para crear tecnologías inclusivas y equitativas. La implementación debe ser acompañada de políticas claras sobre el uso de la tecnología, asegurando que se utilice de manera justa y responsable. Esto puede incluir la creación de comités de ética, auditorías regulares y mecanismos de rendición de cuentas. Los usuarios, por su parte, deben ser educados sobre el uso responsable de la tecnología y sus derechos y deberes en el entorno digital.

Incorporar la enseñanza de valores y ética en todos los niveles educativos es esencial. Esto no solo debe ser parte del currículo de ciencias y tecnología, sino también de las humanidades y las ciencias sociales. Comprender la ética de la tecnología ayudará a los futuros ciudadanos a tomar decisiones informadas y responsables. La educación debe ser holística, desarrollando tanto habilidades tecnológicas como competencias humanísticas. Esto incluye desde la alfabetización digital básica hasta la programación avanzada, pasando por la comprensión de los impactos sociales y éticos de la tecnología. El objetivo es formar individuos que no solo sepan usar la tecnología, sino que también comprendan sus implicaciones y estén preparados para participar en su evolución.

«Es crucial enseñar valores y ética en todos los niveles educativos para formar individuos que comprendan las implicaciones de la tecnología y estén preparados para su evolución».

Promover la participación activa de los ciudadanos en el debate sobre el desarrollo y uso de la tecnología es crucial. Esto puede lograrse a través de foros públicos, consultas ciudadanas y plataformas digitales que permitan la colaboración y el intercambio de ideas. La participación ciudadana asegura que las decisiones tecnológicas reflejen las necesidades y los valores de la sociedad en su conjunto. Las empresas tienen un rol crucial en la promoción del tecnohumanismo. Deben adoptar prácticas de responsabilidad social corporativa (RSC) que incluyan la ética en sus procesos de desarrollo y toma de decisiones. Esto implica no solo cumplir las leyes y regulaciones, sino ir más allá, promoviendo activamente la justicia social, la sostenibilidad ambiental y el respeto por los derechos humanos.

Los gobiernos deben establecer marcos regulatorios que promuevan el desarrollo ético de la tecnología. Esto incluye la creación de leyes y normas que protejan la privacidad y los derechos de los ciudadanos, así como la promoción de la transparencia y la rendición de cuentas en el uso de la tecnología. Las políticas públicas deben también fomentar la educación en ética y tecnología, asegurando que todos los ciudadanos estén preparados para el futuro digital. La naturaleza global de la tecnología requiere una colaboración internacional para abordar los desafíos éticos y sociales que plantea. Las organizaciones internacionales, los gobiernos y las empresas deben trabajar juntos para establecer estándares globales y compartir mejores prácticas.

Uno de los principales desafíos es la rápida evolución de la tecnología, que a menudo supera la capacidad de las sociedades para adaptarse y regular de manera adecuada. Esto puede llevar a un uso indebido de la tecnología y a la exacerbación de las desigualdades existentes. Es crucial anticipar estos desafíos y desarrollar mecanismos de respuesta rápida y eficaz.

El tecnohumanismo no solo plantea desafíos, sino también enormes oportunidades. La innovación ética puede llevar al desarrollo de tecnologías más inclusivas y sostenibles que mejoren la calidad de vida y promuevan el bienestar social. Las empresas y organizaciones que adopten estos principios pueden posicionarse como líderes en un mercado cada vez más consciente y exigente. La educación en ética y tecnología debe ser continua, adaptándose a los cambios y avances tecnológicos. Esto implica la actualización constante de los currículos educativos y la formación continua de profesionales en todos los sectores. La flexibilidad y la capacidad de adaptación son clave para enfrentarse a los desafíos de un mundo en constante cambio.

El tecnohumanismo representa una visión audaz y necesaria para el futuro de nuestra sociedad. Poner a la tecnología al servicio del ser humano, con una ética sólida y una educación integral, es fundamental para construir un mundo más justo, sostenible y equitativo. Este Segundo Renacimiento (tecnológico) nos invita a reflexionar sobre nuestros valores y a trabajar juntos para asegurar que el progreso tecnológico beneficie a toda la humanidad.

A medida que avanzamos en esta nueva era, es nuestra responsabilidad colectiva asegurar que la tecnología se desarrolle y utilice de manera que respete y promueva la dignidad humana, la justicia social, la sostenibilidad ambiental y la responsabilidad. Solo así podremos construir un futuro donde la tecnología y la humanidad coexistan en armonía y donde el progreso tecnológico sea realmente un motor para el bienestar de todos. El tecnohumanismo ofrece una visión clara y prometedora para el futuro, donde la tecnología y los valores humanos se integran de manera armoniosa. Adoptar esta perspectiva nos permitirá aprovechar al máximo los beneficios de la tecnología, al tiempo que mitigamos sus riesgos y desafíos.

«Es nuestra responsabilidad asegurar que la tecnología respete la dignidad humana, la justicia social, la sostenibilidad ambiental y la responsabilidad, integrando estos valores para un futuro armonioso y beneficioso».

4. Decálogo del *Manifiesto tecnohumanista*

1. **La tecnología al servicio del ser humano**
   Toda tecnología debe ser desarrollada y aplicada con el objetivo de mejorar la calidad de vida, la dignidad y el bienestar de las personas, situando al ser humano en el centro de su propósito.

2. **Preservación de la supremacía humana**
   El ser humano debe tener el control sobre las máquinas y sistemas inteligentes, garantizando que nunca pierda su primacía ética, moral y operativa frente a las tecnologías avanzadas.

3. **Respeto por la autonomía individual**
   El uso de tecnología no debe coartar la libertad de decisión, pensamiento y acción de las personas. La privacidad y el derecho a la autodeterminación digital son principios fundamentales.

4. **Transparencia y comprensibilidad**
   Los sistemas tecnológicos deben ser transparentes y comprensibles para los usuarios. Toda persona tiene derecho a entender el funcionamiento y las decisiones de la inteligencia artificial que le afecta.

5. **Responsabilidad social y ética**
   Los desarrolladores, diseñadores y responsables de tecnología deben actuar con responsabilidad ética, asegurando que sus creaciones no generen daño o desigualdad en la sociedad.

6. Accesibilidad y democratización

La tecnología debe ser inclusiva y accesible para todos, sin importar su nivel económico, educativo o social. Debe contribuir a cerrar la brecha digital y empoderar a las comunidades marginadas.

7. Colaboración humano-máquina

La coexistencia con las máquinas debe orientarse hacia la colaboración, en la que las capacidades humanas sean potenciadas y complementadas por las capacidades de la inteligencia artificial.

8. Protección del entorno natural y humano

La tecnología no debe desarrollarse en detrimento del medio ambiente ni de las comunidades humanas. La sostenibilidad y el respeto por la biodiversidad son principios innegociables.

9. Educación y desarrollo continuo

La adopción tecnológica debe ir acompañada de programas de educación y desarrollo continuo para todas las personas, promoviendo un entendimiento profundo de las herramientas y sus implicaciones.

10. Diseño orientado a un futuro humano-céntrico

Cada nueva tecnología debe diseñarse teniendo en cuenta su impacto a largo plazo en la humanidad y su contribución para crear un futuro donde lo humano, en todas sus dimensiones, esté protegido y potenciado.

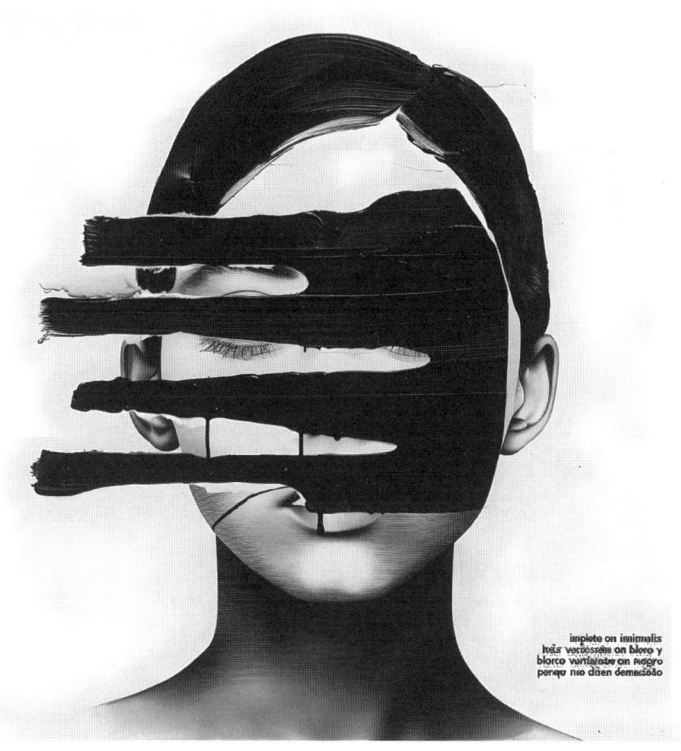

«Las tecnologías que mejoran nuestras capacidades deben ser gestionadas con cuidado para que fortalezcan nuestras relaciones humanas en lugar de debilitarlas».

EXTIENDE

2
Superhumanos: hibridando tecnologías

1. El concepto de superhumanos en la era tecnológica

En la era tecnológica actual, la noción de superhumanos está emergiendo como una realidad tangible. Este concepto, que alguna vez perteneció al dominio exclusivo de la ciencia ficción, ahora se está materializando gracias a los avances tecnológicos que expanden nuestras capacidades físicas y cognitivas más allá de los límites tradicionales. Nos encontramos en un punto de inflexión donde la tecnología y la humanidad se entrelazan de formas inéditas, creando un futuro donde nuestras habilidades se potencian de manera espectacular.

La evolución del concepto de superhumanos tiene sus raíces en la historia de la humanidad, que siempre ha buscado superar sus limitaciones. Desde los albores de la civilización, el ser humano ha utilizado herramientas y técnicas para mejorar su calidad de vida y sus capacidades. El uso de herramientas primitivas para la caza y la construcción marcó el inicio de una era en la que las limitaciones físicas comenzaban a ser superadas. Más tarde, la invención de la escritura y las matemáticas expandió nuestras capacidades cognitivas, permitiéndonos almacenar y procesar información de manera más eficiente.

Con la Revolución Industrial, se dieron pasos significativos hacia la mejora de las capacidades humanas a través de la maquinaria y la automatización. No obstante, fue en el siglo XX cuando los avances en la medicina y la biotecnología abrieron nuevas posibilidades. La cirugía plástica, los trasplantes de órganos y las prótesis marcaron el comienzo de una era en la que el cuerpo humano podía ser reparado y mejorado de maneras antes inimaginables.

«Desde herramientas primitivas hasta biotecnología avanzada, la historia de la humanidad es una búsqueda constante para superar nuestras limitaciones».

Hoy en día, la digitalización y la IA han llevado esta evolución a un nuevo nivel. Estamos presenciando la integración de tecnologías avanzadas directamente en el cuerpo y la mente humanas, transformándonos en verdaderos superhumanos. Las interfaces cerebro-computadora (BCI), los implantes cibernéticos y los algoritmos de IA que mejoran nuestras capacidades cognitivas son ejemplos de cómo la tecnología está redefiniendo nuestra existencia.

En el ámbito de la salud, los dispositivos implantables pueden monitorear constantes vitales y administrar medicamentos de manera autónoma, mejorando significativamente la calidad de vida de los pacientes con enfermedades crónicas. Los avances en la genómica y la edición genética, como la tecnología CRISPR, permiten corregir defectos genéticos y prevenir enfermedades hereditarias, abriendo la puerta a una era de medicina personalizada y preventiva.

En el campo de las capacidades físicas, las prótesis avanzadas están transformando la vida de las personas con discapacidades. Estas prótesis no solo restauran la funcionalidad perdida, sino que en muchos casos la mejoran. Por ejemplo, las prótesis controladas por la mente permiten a los usuarios realizar movimientos precisos y naturales, mientras que los exoesqueletos robóticos amplifican la fuerza y la resistencia, permitiendo a los trabajadores industriales realizar tareas pesadas con mayor facilidad y seguridad.

«Las tecnologías avanzadas no solo restauran funciones perdidas, sino que también mejoran nuestras capacidades físicas y cognitivas».

La mejora de las capacidades cognitivas es otra área donde los superhumanos están comenzando a emerger. La IA y las herramientas de aprendizaje automático están revolucionando la manera en que procesamos y utilizamos la información. Los asistentes virtuales, como Siri y Alexa, son solo el comienzo. Los sistemas de IA más avanzados pueden analizar grandes volúmenes de datos en tiempo real, proporcionando *insights* (revelaciones ocultas en los datos) y recomendaciones que mejoran la toma de decisiones en una variedad de campos, desde la medicina hasta los negocios.

El concepto de superhumanos plantea también importantes cuestiones éticas y filosóficas. La capacidad de mejorar nuestras habilidades físicas y cognitivas a través de la tecnología plantea preguntas sobre la equidad y el acceso. ¿Quién tendrá acceso a estas tecnologías? ¿Se crearán nuevas brechas entre aquellos que pueden permitirse mejorarse a sí mismos y aquellos que no? Además, existe la preocupación de que la dependencia de la tecnología pueda llevar a una disminución de habilidades humanas fundamentales.

A medida que avanzamos hacia un futuro donde la línea entre lo humano y lo tecnológico se vuelve cada vez más borrosa, es crucial que abordemos estos desafíos de manera proactiva. La educación y la alfabetización tecnológica serán esenciales para asegurar que todos puedan beneficiarse de estas innovaciones. Además, las políticas y regulaciones deberán evolucionar para abordar las nuevas realidades y garantizar que el desarrollo de tecnologías de mejora humana sea ético y equitativo.

«La educación y la regulación son clave para garantizar que los avances tecnológicos beneficien a toda la sociedad, no solo a unos pocos privilegiados».

La colaboración interdisciplinaria también será fundamental en este proceso. Científicos, ingenieros, filósofos y legisladores deberán trabajar juntos para navegar las complejas implicaciones de los superhumanos.

En el ámbito social y cultural, los superhumanos también pueden tener un impacto significativo. La posibilidad de mejorar nuestras capacidades puede cambiar nuestra percepción de la identidad y el propósito. La humanidad siempre ha valorado la superación personal y el logro. La tecnología de mejora humana puede amplificar estos valores, pero también puede llevar a una redefinición de lo que consideramos éxito y realización personal.

La integración de tecnología avanzada en nuestras vidas también puede transformar nuestras relaciones interpersonales y nuestra interacción con el mundo que nos rodea. Las tecnologías que aumentan nuestras capacidades cognitivas pueden cambiar la manera en que nos comunicamos y colaboramos, facilitando una mayor comprensión y empatía. Sin embargo, también existe el riesgo de que la tecnología pueda aislar a las personas, creando una dependencia excesiva de las interacciones virtuales en detrimento de las relaciones humanas directas.

«Las tecnologías que amplían nuestras capacidades deben ser gestionadas de manera que fortalezcan las relaciones humanas y no las debiliten».

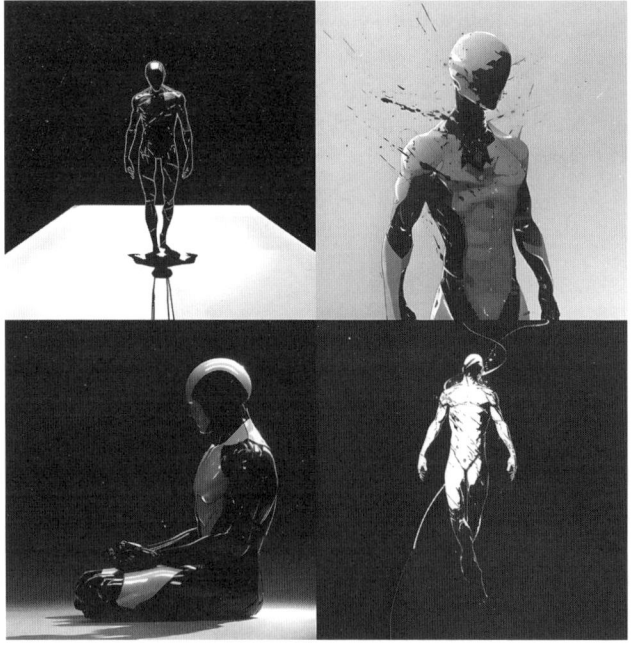

El concepto de superhumanos no es simplemente una fantasía futurista, sino una realidad emergente que está redefiniendo lo que significa ser humano en la era tecnológica. A medida que continuamos desarrollando y adoptando estas tecnologías, debemos hacerlo con una conciencia profunda de sus implicaciones y un compromiso con la equidad y la ética. El futuro de los superhumanos está lleno de posibilidades emocionantes y desafíos complejos. La manera en que nos enfrentemos a estos desafíos determinará el impacto de estas tecnologías en nuestras vidas y en la sociedad en general. Con una aproximación consciente y ética, podemos asegurarnos de que los avances tecnológicos realmente estén al servicio del ser humano, creando un futuro donde todos puedan convertirse en superhumanos en sus propias formas únicas y significativas.

2. El aumento de capacidades cognitivas y físicas

La idea de aumentar las capacidades cognitivas y físicas de los seres humanos ha capturado la imaginación de la humanidad durante siglos. Sin embargo, lo que antes era solo un sueño de ciencia ficción ahora está tomando forma en nuestra realidad contemporánea. Gracias a los avances tecnológicos, estamos comenzando a trascender nuestras limitaciones biológicas, adentrándonos en una era donde las capacidades humanas pueden ser significativamente mejoradas mediante la tecnología. Este fenómeno no solo redefine lo que significa ser humano, sino que también nos obliga a reconsiderar nuestras capacidades y nuestros potenciales.

En el ámbito de las capacidades físicas, los avances en la biotecnología y la ingeniería están revolucionando nuestras posibilidades. Las prótesis biónicas, por ejemplo, están transformando la vida de personas como Ana, una joven que perdió una mano en un accidente. Gracias a una prótesis avanzada controlada por su mente, Ana puede realizar movimientos precisos y naturales. Además, los exoesqueletos robóticos están entrando en el mundo laboral, ofreciendo soporte y fuerza adicional a trabajadores en industrias pesadas, reduciendo el riesgo de lesiones y aumentando la productividad.

«Las prótesis biónicas y los exoesqueletos robóticos están transformando las capacidades físicas humanas, mejorando vidas y aumentando la productividad».

La neurotecnología es otra área emocionante que está potenciando nuestras capacidades cognitivas. Las BCI permiten una comunicación directa entre el cerebro humano y las máquinas, abriendo un sinfín de posibilidades. Pensemos en Carlos, un hombre que quedó paralizado tras un accidente. Gracias a una BCI, Carlos puede controlar dispositivos electrónicos con sus pensamientos, restaurando niveles de independencia que antes eran inimaginables. Además, la estimulación cerebral profunda está mostrando promesas en el tratamiento de enfermedades neurológicas como el párkinson y la depresión, mejorando significativamente la calidad de vida de los pacientes.

La IA está desempeñando un papel crucial en la ampliación de nuestras capacidades cognitivas. Los asistentes de IA pueden procesar y analizar grandes volúmenes de datos mucho más rápido de lo que cualquier humano podría, ofreciendo *insights* y recomendaciones en tiempo real. En el ámbito empresarial, esto se traduce en decisiones más informadas y estratégicas. En la medicina, los sistemas de IA están ayudando a los médicos a diagnosticar enfermedades con mayor precisión y a desarrollar planes de tratamiento personalizados. Un ejemplo es Laura, una investigadora médica que utiliza sistemas de IA para analizar datos genéticos y encontrar patrones en la investigación del cáncer, mejorando las posibilidades de tratamiento personalizado para los pacientes.

«La IA está ampliando nuestras capacidades cognitivas, mejorando la toma de decisiones en diversos campos».

La genómica y la edición genética también están teniendo un papel vital en la ampliación de nuestras capacidades. Con la tecnología CRISPR, los científicos ahora pueden editar el ADN con una precisión sin precedentes, lo que permite la corrección de defectos genéticos y la prevención de enfermedades hereditarias. Este avance promete no solo aumentar la esperanza de vida, sino también mejorar la calidad de vida, eliminando enfermedades que han plagado a la humanidad durante siglos. Además, la investigación en terapias génicas está abriendo la puerta a la posibilidad de mejorar las capacidades físicas y cognitivas inherentes, llevando la noción de superhumanos a nuevas alturas.

La educación también está experimentando una transformación significativa gracias a la tecnología. Las plataformas de aprendizaje en línea y las aplicaciones educativas están haciendo que el conocimiento sea más accesible que nunca. Las tecnologías de realidad aumentada (RA) y realidad virtual (RV) están revolucionando la forma en que aprendemos, ofreciendo experiencias de aprendizaje inmersivas que pueden mejorar la retención de información y la comprensión de conceptos complejos. Imaginemos a Sara, una estudiante de secundaria que lucha con las matemáticas. Gracias a un programa de tutoría en línea impulsado por IA, Sara recibe lecciones adaptadas a su ritmo y estilo de aprendizaje, lo que le permite mejorar sus habilidades de manera más efectiva que en una clase tradicional.

«Las plataformas de aprendizaje en línea y las tecnologías inmersivas están transformando la educación, haciendo el conocimiento más accesible y efectivo».

En el ámbito de la comunicación, las tecnologías están ampliando nuestras capacidades para conectarnos y colaborar con otros. Las plataformas de redes sociales, los servicios de mensajería instantánea y las herramientas de videoconferencia están eliminando las barreras geográficas, permitiendo a las personas comunicarse y colaborar en tiempo real, sin importar dónde se encuentren. Esta conectividad está impulsando la globalización y fomentando una mayor comprensión y cooperación intercultural. Además, las tecnologías de traducción en tiempo real están facilitando la comunicación entre personas que hablan diferentes idiomas, eliminando uno de los obstáculos más antiguos para la colaboración humana.

La tecnología también está cambiando la forma en que nos relacionamos con nuestro entorno. Los dispositivos inteligentes y los sistemas de automatización del hogar están haciendo que nuestras vidas sean más cómodas y eficientes, permitiéndonos controlar y monitorizar nuestros entornos con un simple comando de voz o un toque en la pantalla. Estos avances no solo están mejorando nuestra calidad de vida, sino que también están permitiendo un uso más eficiente de los recursos, promoviendo la sostenibilidad y la conservación del medioambiente.

A medida que continuamos explorando y desarrollando estas tecnologías, es importante considerar las implicaciones éticas y sociales de la ampliación de nuestras capacidades. La cuestión de la equidad y el acceso es crucial. ¿Cómo podemos asegurarnos de que los beneficios de estas tecnologías estén disponibles para todos y no solo para una élite privilegiada? Además, debemos considerar las implicaciones de depender demasiado de la tecnología. Si bien estas herramientas pueden ampliar nuestras capacidades, también es importante mantener y desarrollar nuestras habilidades naturales y humanas.

La intersección de la tecnología y la humanidad también plantea preguntas sobre la identidad y el propósito. A medida que nuestras capacidades se amplían, debemos reflexionar sobre lo que significa ser humano. ¿Cómo definimos el éxito y la realización personal en una era donde la tecnología puede amplificar nuestras habilidades de maneras inimaginables? Estas son preguntas que debemos abordar colectivamente a través de un diálogo abierto y reflexivo que incluya a todas las partes interesadas, desde científicos y tecnólogos hasta filósofos y ciudadanos comunes.

«El futuro de la humanidad en la era tecnológica es uno de inmensas posibilidades, pero también de grandes responsabilidades. Debemos navegar por este nuevo territorio con cuidado y consideración, asegurándonos de que los avances tecnológicos realmente beneficien a todos».

En última instancia, el objetivo de la tecnología debería ser mejorar la vida humana en todas sus dimensiones. Aumentar nuestras capacidades físicas y cognitivas no es un fin en sí mismo, sino un medio para alcanzar un bienestar mayor y una realización más profunda. La tecnología debería servir como una herramienta para liberar nuestro potencial humano, permitiéndonos vivir vidas más plenas y significativas. El futuro de la ampliación de las capacidades humanas a través de la tecnología es prometedor, pero también presenta desafíos significativos. Debemos abordar estos desafíos con una mente abierta y un compromiso con la equidad y la ética. Al hacerlo, podemos asegurarnos de que las tecnologías que desarrollamos no solo amplíen nuestras capacidades, sino que también enriquezcan nuestra humanidad.

En esta nueva era, ser superhumano no solo significa tener habilidades mejoradas, sino también utilizar esas habilidades para el bien común. Significa ser consciente de nuestras responsabilidades hacia los demás y hacia el planeta. A medida que navegamos por este emocionante y desafiante futuro, debemos hacerlo con un sentido de propósito y una visión clara de lo que queremos lograr. La tecnología puede ser una fuerza poderosa para el bien, pero solo si la usamos con sabiduría y compasión.

3. El potencial transformador de la tecnología

El potencial transformador de la tecnología está redefiniendo nuestra existencia de maneras profundas e inesperadas. En los últimos años, hemos sido testigos de avances que no solo han cambiado cómo vivimos, sino que también han ampliado nuestras percepciones sobre lo que es posible. La tecnología ha demostrado ser una herramienta poderosa para la innovación y el progreso, permitiendo que las personas trasciendan sus limitaciones y alcancen nuevos niveles de capacidad y comprensión.

Uno de los ejemplos más destacados de este potencial transformador es el impacto de la IA en diversos sectores. La IA generativa ha evolucionado significativamente, revolucionando industrias y ampliando sus aplicaciones. En medicina, por ejemplo, los algoritmos de aprendizaje automático están revolucionando el diagnóstico y tratamiento de enfermedades. Las máquinas pueden analizar vastas cantidades de datos médicos a una velocidad y a una precisión que superan con creces las capacidades humanas, identificando patrones y correlaciones que pueden pasar desapercibidos para los médicos. Modelos avanzados de IA como ChatGPT-4 han sido utilizados para asistir en la creación de planes de tratamiento personalizados, mejorando así los resultados clínicos y optimizando la atención al paciente.

En el ámbito educativo, la tecnología continúa transformando el aprendizaje. Las plataformas de aprendizaje en línea, equipadas con IA, ofrecen experiencias educativas personalizadas que se adaptan al ritmo y al estilo de aprendizaje de cada estudiante. El uso de herramientas como los tutores virtuales impulsados por IA ha crecido exponencialmente, facilitando el acceso a la educación de calidad en todo el mundo. La RA y la RV están llevando la educación a un nuevo nivel, proporcionando experiencias inmersivas que hacen que el aprendizaje sea más interactivo y atractivo. Las universidades están integrando laboratorios de RV para cursos de ciencias, permitiendo a los estudiantes realizar experimentos en entornos controlados y seguros.

«La tecnología no solo está cambiando cómo hacemos las cosas, sino que también está ampliando nuestras capacidades para imaginar y crear nuevas posibilidades».

En el ámbito laboral, la automatización y la robótica están redefiniendo la naturaleza del trabajo. Las máquinas pueden realizar tareas repetitivas y peligrosas con una eficiencia y una precisión inigualables, liberando a los seres humanos para que se concentren en actividades más creativas y estratégicas. Esto no solo aumenta la productividad, sino que también mejora la seguridad y calidad del trabajo. Los exoesqueletos robóticos son una herramienta común en industrias como la construcción y la manufactura para reducir la carga física sobre los trabajadores, minimizando el riesgo de lesiones y mejorando el bienestar general.

La tecnología también está teniendo un impacto significativo en la forma en que nos comunicamos y conectamos con los demás. Las redes sociales y las aplicaciones de mensajería instantánea han transformado la manera en que compartimos información y mantenemos relaciones. Plataformas como WhatsApp y Telegram están integrando funciones de IA para mejorar la seguridad y la privacidad, así como para ofrecer traducciones en tiempo real y respuestas automáticas más precisas. Las videoconferencias y las reuniones virtuales se han convertido en la norma, facilitando la colaboración y la interacción en un mundo cada vez más globalizado.

En el campo del entretenimiento, la tecnología sigue ofreciendo nuevas formas de disfrutar y participar en diversas actividades. Los videojuegos, por ejemplo, han evolucionado desde simples pasatiempos a experiencias inmersivas y socialmente interactivas gracias a los avances en gráficos, IA y RV. Juegos como Half-Life: Alyx 2 están utilizando tecnología de RV avanzada para ofrecer experiencias de juego increíblemente realistas y envolventes. Las plataformas de *streaming* como Netflix y Disney+ están revolucionando la forma en que consumimos medios, proporcionando acceso instantáneo a una vasta biblioteca de contenido en cualquier momento y lugar. Estas innovaciones no solo están cambiando cómo nos entretenemos, sino que también están creando nuevas oportunidades para la creatividad y la expresión artística.

El impacto transformador de la tecnología se extiende también al ámbito personal y cotidiano. Los dispositivos inteligentes y los asistentes virtuales están haciendo nuestras vidas más convenientes y eficientes. La integración de asistentes de IA como Google Assistant y Amazon Alexa en hogares inteligentes es más avanzada que nunca, permitiendo a los usuarios controlar sus dispositivos y sistemas domésticos con comandos de voz de manera más intuitiva y eficiente. Estos avances no solo mejoran nuestra calidad de vida, sino que también nos permiten administrar mejor nuestro tiempo y nuestros recursos.

El potencial transformador de la tecnología también se refleja en el ámbito social y comunitario. Las plataformas de *crowdfunding* y las redes sociales están facilitando la movilización y organización de iniciativas comunitarias y proyectos de impacto social. Esto permite que las personas se involucren más activamente en sus comunidades y contribuyan a causas que les importan, amplificando su capacidad para hacer una diferencia. Herramientas como GoFundMe y Change.org están utilizando IA para mejorar la eficacia de las campañas y optimizar la recaudación de fondos, asegurando un mayor impacto colectivo.

«El verdadero potencial de la tecnología reside en su capacidad para empoderar a las personas y ampliar sus posibilidades, creando un mundo más conectado, eficiente e inclusivo».

A medida que avanzamos hacia un futuro cada vez más tecnológico, es importante considerar las implicaciones éticas y sociales de estos desarrollos. La privacidad, la seguridad y la equidad son cuestiones cruciales que deben ser abordadas para asegurar que los beneficios de la tecnología se distribuyan de manera justa y equitativa. Los debates sobre el uso ético de la IA y la protección de datos personales son más relevantes que nunca, con regulaciones y políticas en constante evolución para proteger a los usuarios.

El papel de la tecnología en la creación de un futuro sostenible es otro aspecto crucial de su potencial transformador. Las innovaciones en energía renovable, eficiencia energética y gestión de recursos están ayudando a abordar algunos de los desafíos ambientales más urgentes. Los sistemas inteligentes de gestión de energía y las tecnologías de almacenamiento de energía están facilitando la transición hacia un futuro más sostenible, reduciendo nuestra dependencia de los combustibles fósiles y disminuyendo nuestra huella de carbono. La adopción de paneles solares y sistemas de almacenamiento de energía en hogares y empresas ha aumentado significativamente, impulsada por la reducción de costes y las mejoras en la eficiencia tecnológica. La tecnología también está teniendo un papel vital en la conservación de la biodiversidad, proporcionando herramientas avanzadas para el monitoreo y la protección de ecosistemas frágiles.

La tecnología tiene la capacidad de transformar la forma en que interactuamos con nuestro entorno urbano. Las ciudades inteligentes, equipadas con sensores y sistemas de gestión de datos, están optimizando la infraestructura y los servicios urbanos, mejorando la eficiencia y la calidad de vida de los residentes. Desde la gestión del tráfico y el transporte público hasta la planificación urbana y la gestión de residuos, la tecnología está haciendo que nuestras ciudades sean más habitables y sostenibles. Proyectos de ciudades inteligentes en lugares como Singapur y Barcelona están demostrando cómo la tecnología puede mejorar la eficiencia operativa y promover la participación ciudadana y la inclusión social.

En el ámbito de la salud pública, la tecnología está desempeñando un papel crucial en la mejora del acceso y la calidad de los servicios de salud. Las aplicaciones de telemedicina y los sistemas de monitoreo remoto están facilitando el acceso a la atención médica, especialmente en áreas rurales y desatendidas. Esto no solo mejora la salud y el bienestar de las poblaciones vulnerables, sino que también reduce la carga sobre los sistemas de salud tradicionales. Además, los avances en la biotecnología y la investigación médica están acelerando el desarrollo de tratamientos y vacunas, abordando de manera más efectiva las crisis de salud globales. La telemedicina se ha consolidado como una práctica estándar, permitiendo consultas médicas virtuales y seguimiento de pacientes a distancia con mayor precisión y eficiencia.

«El potencial transformador de la tecnología es inmenso y su impacto se siente en todas las áreas de nuestras vidas. Desde la salud y la educación hasta el entretenimiento y la sostenibilidad, la tecnología está redefiniendo lo que es posible y creando nuevas oportunidades para el progreso y el desarrollo humano».

A medida que continuamos explorando y aprovechando este potencial, es fundamental mantener una perspectiva equilibrada y ética. La tecnología debe ser vista como una herramienta para el empoderamiento humano, no como un fin en sí mismo. Debemos asegurarnos de que su desarrollo e implementación se realicen de manera que promuevan el bienestar y la equidad y de que sus beneficios estén al alcance de todos, independientemente de su origen o condición.

El viaje hacia un futuro transformado por la tecnología está lleno de promesas y desafíos. Al abrazar la innovación con una mentalidad abierta y un compromiso con la ética y la equidad, podemos asegurar que la tecnología sirva como una fuerza positiva para el cambio y el progreso. La clave estará en nuestra capacidad para adaptarnos, aprender y colaborar.

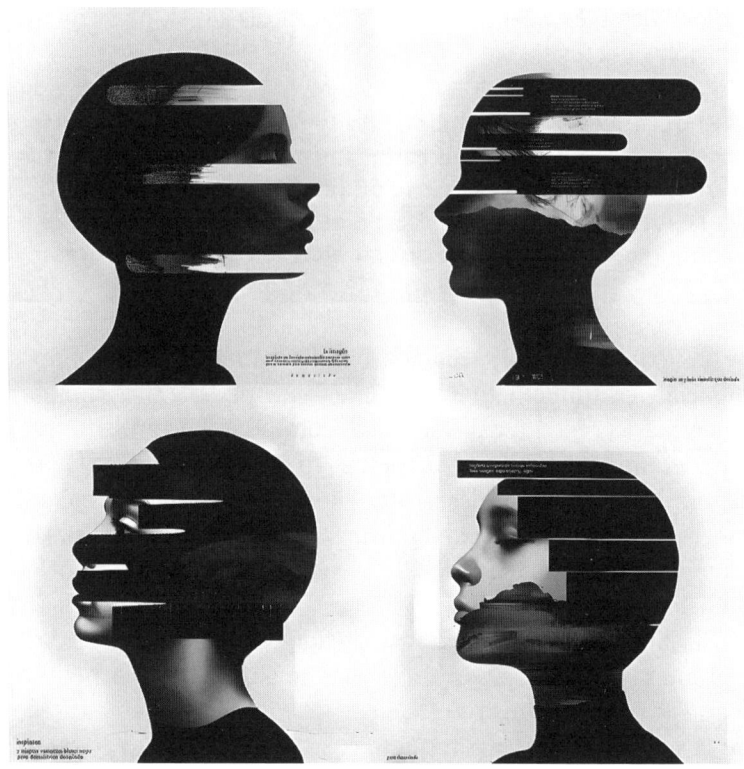

«El desarrollo de la inteligencia artificial debe ser guiado por principios éticos que aseguren un futuro inclusivo y justo».

EXTIENDE

3
Inteligencia artificial: la revolución definitiva

1. Definición y evolución de la inteligencia artificial

La IA es una rama de la informática dedicada a la creación de sistemas capaces de realizar tareas que normalmente requieren la inteligencia humana. Estas tareas incluyen, entre otras, el reconocimiento de voz, la toma de decisiones, la traducción de idiomas y la percepción visual. La IA se basa en algoritmos y modelos matemáticos que permiten a las máquinas aprender de la experiencia, adaptarse a nueva información y realizar funciones cognitivas. Desde su concepción, la IA ha evolucionado de manera significativa, pasando de ser una teoría especulativa a convertirse en una tecnología omnipresente y fundamental en nuestras vidas cotidianas.

La historia de la IA se remonta a mediados del siglo XX. Uno de los hitos iniciales fue la creación del test de Turing por Alan Turing, que proponía un criterio para determinar si una máquina podía exhibir un comportamiento inteligente indistinguible del de un ser humano. A partir de ese momento, la IA comenzó a ganar terreno en la investigación académica y científica. En las décadas de 1950 y 1960, se desarrollaron los primeros programas de IA, como el Logic

Theorist y el General Problem Solver, que demostraron que las máquinas podían resolver problemas matemáticos y lógicos.

Durante las décadas de 1970 y 1980, la IA experimentó altibajos. A pesar de los avances en el campo, hubo un período conocido como el *invierno de la IA* donde el entusiasmo y la financiación disminuyeron debido a las expectativas no cumplidas y las limitaciones tecnológicas de la época. Sin embargo, en las décadas siguientes, la IA resurgió con fuerza gracias a los avances en la computación, el almacenamiento de datos y los algoritmos. El desarrollo de redes neuronales artificiales y el aprendizaje profundo (*deep learning*) marcó un punto de inflexión, permitiendo a las máquinas procesar grandes volúmenes de datos y aprender de manera más eficiente.

Una de las áreas más significativas del avance de la IA es el aprendizaje automático (*machine learning*). Este subcampo se centra en el desarrollo de algoritmos que permiten a las máquinas aprender de datos sin ser explícitamente programadas para realizar tareas específicas. A través de la exposición a vastos conjuntos de datos, los sistemas de aprendizaje automático pueden identificar patrones, hacer predicciones y mejorar su rendimiento con el tiempo. El aprendizaje profundo, una técnica avanzada dentro del aprendizaje automático, utiliza redes neuronales con múltiples capas para modelar datos complejos y ha sido crucial en la mejora del reconocimiento de imágenes, el procesamiento del lenguaje natural (PLN) y otras aplicaciones.

En los últimos años, ha surgido un nuevo paradigma dentro de la IA conocido como IA generativa. Los modelos de IA generativa han transformado radicalmente el campo. Estos modelos, conocidos como *Generative Pre-trained Transformers* (GPT), utilizan enormes cantidades de datos para aprender y generar texto, imágenes y otros contenidos de manera autónoma. La capacidad de los modelos GPT para comprender y producir lenguaje humano con alta coherencia y contexto ha abierto nuevas posibilidades en la automatización de tareas creativas y la asistencia en la generación de contenido.

Por ejemplo, OpenAI lanzó GPT-4, que ha sido capaz de escribir ensayos, crear poesía y generar código de programación con una precisión y una coherencia impresionantes. Empresas como Adobe han integrado IA generativa en sus herramientas de diseño, permitiendo a los usuarios crear imágenes y gráficos a partir de descripciones textuales. Estos avances han democratizado la creación de contenido, permitiendo a más personas acceder a herramientas poderosas sin necesidad de habilidades técnicas avanzadas.

El reconocimiento de voz es otro campo que ha visto enormes avances gracias a la IA. Sistemas como Siri, Alexa y Google Assistant son capaces de entender y responder a comandos de voz con una precisión impresionante. Estos asistentes virtuales utilizan técnicas de PLN y aprendizaje automático para interpretar el habla humana, contextualizar la información y proporcionar respuestas útiles. El PLN permite a las máquinas no solo entender palabras individuales, sino también captar el significado detrás de las frases y conversaciones completas, lo que mejora significativamente la interacción humano-máquina.

En el ámbito de la visión por computadora, la IA ha revolucionado la manera en que las máquinas perciben e interpretan el mundo visual. Los algoritmos de visión por computadora pueden analizar imágenes y vídeos, identificar objetos, a personas y escenarios y realizar tareas como la detección de anomalías y el reconocimiento facial. Estas capacidades son utilizadas en una amplia gama de aplicaciones, desde la seguridad y vigilancia hasta la asistencia médica y la conducción autónoma. Por ejemplo, los vehículos autónomos dependen en gran medida de la visión por computadora para navegar y tomar decisiones en tiempo real. Empresas como Tesla y Waymo están a la vanguardia de esta tecnología, desarrollando sistemas de conducción autónoma que prometen transformar el transporte.

La IA generativa ha llevado estas capacidades un paso más allá, permitiendo la creación de imágenes, música y otros contenidos artísticos a partir de descripciones textuales. Los modelos generativos pueden crear obras de arte, componer música e incluso escribir guiones de películas, mostrando una creatividad que antes se pensaba exclusiva de los humanos. Esta capacidad para generar contenido no solo amplía las fronteras de lo que las máquinas pueden hacer, sino que también abre nuevas oportunidades en industrias creativas y de entretenimiento. Empresas como OpenAI y Google DeepMind están desarrollando modelos que pueden generar música original y arte visual, colaborando con artistas y músicos para explorar nuevas fronteras creativas.

El impacto de la IA en la sociedad moderna no puede subestimarse. En el sector de la salud, la IA está revolucionando el diagnóstico y el tratamiento de enfermedades. Los sistemas de IA pueden analizar imágenes médicas para detectar anomalías con una precisión que a menudo supera la de los médicos. Un ejemplo notable es el uso de IA en la detección temprana de cáncer mediante la interpretación de mamografías y resonancias magnéticas. Además, la IA se utiliza para personalizar tratamientos y predecir brotes de enfermedades, mejorando así la eficacia y eficiencia del cuidado de la salud.

En el ámbito financiero, los algoritmos de IA son empleados para detectar fraudes, gestionar riesgos y optimizar inversiones. La capacidad de la IA para analizar patrones en los datos financieros ayuda a las empresas a tomar decisiones más informadas y a reaccionar rápidamente a los cambios del mercado. Por ejemplo, bancos como JPMorgan Chase y Goldman Sachs utilizan IA para analizar grandes volúmenes de datos financieros y detectar actividades sospechosas, reduciendo así el riesgo de fraude.

La evolución de la IA también ha planteado importantes desafíos éticos y sociales. La cuestión de la privacidad es una de las más debatidas, ya que los sistemas de IA suelen ponerla en riesgo. Esto se debe a que, para funcionar de manera efectiva, requieren grandes cantidades de datos personales, cuya recopilación y análisis no se gestionan de forma adecuada habitualmente. Además, la IA plantea preguntas sobre la equidad y la justicia, los algoritmos a veces pueden perpetuar sesgos existentes en los datos de entrenamiento, lo que lleva a decisiones discriminatorias.

Otro desafío significativo es el impacto de la IA en el empleo. Mientras que la IA tiene el potencial de aumentar la productividad y crear nuevos tipos de trabajos, también puede automatizar tareas que tradicionalmente han sido realizadas por humanos, lo que podría llevar a la pérdida de empleos en ciertos sectores. Es crucial encontrar un equilibrio entre la adopción de tecnologías de IA y la creación de oportunidades de empleo y capacitación para los trabajadores desplazados.

Para abordar estos desafíos, es esencial fomentar un enfoque ético y responsable en el desarrollo y la implementación de la IA. Esto incluye establecer marcos regulatorios claros, promover la transparencia en los algoritmos y asegurar que los sistemas de IA se diseñen y utilicen de manera que respeten los derechos humanos y promuevan el bienestar social. Además, es fundamental invertir en la educación y formación de las personas para que puedan adaptarse a los cambios tecnológicos y aprovechar las oportunidades que ofrece la IA.

El futuro de la IA promete ser aún más emocionante y transformador. Con el continuo avance de la tecnología, podemos esperar que la IA se integre aún más en nuestras vidas diarias, mejorando la eficiencia, la comodidad y la calidad de vida. Desde el desarrollo de ciudades inteligentes hasta la exploración espacial, las posibilidades son prácticamente infinitas. Sin embargo, para aprovechar plenamente el potencial de la IA, es necesario abordar de manera proactiva los desafíos y asegurar que su desarrollo esté guiado por principios éticos sólidos.

En este contexto, la colaboración entre Gobiernos, empresas y la sociedad civil es crucial para construir un futuro en el que la IA beneficie a todos. La creación de políticas inclusivas y sostenibles que fomenten la innovación, protejan los derechos de los individuos y promuevan la equidad será fundamental para asegurar que la IA contribuya positivamente a la humanidad.

En resumen, la IA ha recorrido un largo camino desde sus inicios y continúa evolucionando a un ritmo acelerado. Su impacto en diversos campos y su capacidad para transformar nuestra sociedad es innegable. A medida que avanzamos hacia un futuro cada vez más digital, es esencial que adoptemos un enfoque equilibrado y consciente en el desarrollo y uso de la IA, asegurando que esta poderosa tecnología se utilice para el beneficio de todos.

«La IA está en una fase de crecimiento impresionante, y es crucial que sigamos un enfoque equilibrado para maximizar sus beneficios y mitigar sus riesgos».

2. Aplicaciones de la inteligencia artificial en la sociedad actual

La IA se ha convertido en una parte integral de nuestra vida diaria, influyendo en numerosos sectores de la sociedad. Desde la salud hasta el entretenimiento, la IA está transformando la manera en que interactuamos con el mundo y brindándonos herramientas y servicios que antes parecían ciencia ficción. La aplicación de IA en diversos campos no solo optimiza procesos y mejora la eficiencia, sino que también abre nuevos desafíos y oportunidades que debemos considerar con atención.

- **Salud.** En el sector de la salud, la IA ha revolucionado tanto la investigación médica como la práctica clínica. Los sistemas de diagnóstico asistidos por IA analizan grandes volúmenes de datos médicos para identificar patrones que podrían pasar desapercibidos para los humanos. Por ejemplo, la IA puede detectar signos tempranos de enfermedades como el cáncer a partir de imágenes médicas con una precisión notable. Esto no solo mejora las tasas de detección temprana, sino que también permite tratamientos más efectivos. Además, la IA se utiliza para personalizar planes de tratamiento en función de las características únicas de cada paciente, optimizando así los resultados terapéuticos. Un ejemplo destacado es el sistema Watson de IBM, que ayuda a los oncólogos a identificar terapias personalizadas basadas en análisis de bibliografía médica y datos del paciente.

  La investigación en farmacología también se ha beneficiado enormemente de la IA. Los algoritmos pueden analizar compuestos químicos y predecir su efectividad y posibles efectos secundarios, acelerando significativamente el proceso de desarrollo de medicamentos. Esta capacidad ha sido particularmente útil durante emergencias sanitarias, como la pandemia de la COVID-19, donde la rapidez en el desarrollo de tratamientos y vacunas ha sido crucial. Los modelos de IA ayudan a identificar rápidamente compuestos prometedores y optimizar las fases de pruebas clínicas, reduciendo el tiempo y los costes asociados. Empresas como Moderna han utilizado IA para diseñar vacunas de ARNm, agilizando el desarrollo de vacunas eficaces contra nuevas cepas de virus.

- **Fianzas.** En el ámbito de las finanzas, la IA está transformando la forma en que gestionamos el dinero y tomamos decisiones financieras. Los algoritmos de IA pueden analizar grandes cantidades de datos del mercado en tiempo real para detectar tendencias y predecir movimientos futuros. Esto permite a los inversores tomar decisiones más informadas y mejorar sus estrategias de inversión. Además, la IA desempeña un papel crucial en la detección de fraudes. Los sistemas basados en IA pueden monitorear transacciones en tiempo real y detectar patrones sospechosos, alertando a los responsables antes de que se produzcan pérdidas significativas. Estas tecnologías no solo mejoran la seguridad financiera, sino que también incrementan la confianza de los consumidores en los servicios financieros digitales. Por ejemplo, JP Morgan Chase utiliza su sistema de IA, LOXM, para ejecutar operaciones bursátiles de manera eficiente y segura.

- **Comercio.** El comercio minorista es otro sector que ha experimentado una transformación radical gracias a la IA. Los sistemas de recomendación personalizados son una de las aplicaciones más visibles. Plataformas como Amazon y Netflix utilizan algoritmos de IA para analizar el comportamiento de los usuarios y ofrecer recomendaciones de productos y contenidos adaptados a sus preferencias individuales. Esto no solo mejora la experiencia del usuario (UX), sino que también incrementa las ventas y la lealtad del cliente. Además, la IA se utiliza en la gestión de inventarios, optimizando los niveles de *stock* y reduciendo los costes asociados al almacenamiento y la logística. Zara, por ejemplo, emplea algoritmos de IA para prever las tendencias de moda y ajustar sus inventarios en consecuencia, minimizando desperdicios y maximizando las ventas.

- **Transporte.** El transporte es otro ámbito donde la IA está haciendo una gran diferencia. Los vehículos autónomos, aunque aún en fases de desarrollo y prueba, representan una de las innovaciones más prometedoras. Estos vehículos utilizan una combinación de sensores, cámaras y algoritmos de IA para navegar y tomar decisiones en tiempo real. Los beneficios potenciales incluyen la reducción de accidentes causados por error humano, la optimización del tráfico y una mayor eficiencia energética. Empresas como Tesla y Waymo están a la vanguardia de esta tecnología, desarrollando sistemas de conducción autónoma que prometen transformar el transporte. Además, la IA se emplea en la planificación y gestión del transporte público, mejorando la puntualidad y la eficiencia de los servicios y ofreciendo rutas óptimas basadas en el análisis de grandes volúmenes de datos de tráfico.

- **Educación.** La educación también se ha visto influenciada por la IA, con aplicaciones que van desde el aprendizaje personalizado hasta la administración educativa. Los sistemas de tutoría basados en IA pueden adaptarse a las necesidades individuales de los estudiantes, ofreciendo contenidos y ejercicios que se ajustan a su nivel de comprensión y a su ritmo de aprendizaje. Esto permite una educación más inclusiva y efectiva en la que cada estudiante recibe la atención necesaria para alcanzar su máximo potencial. Khan Academy utiliza IA para proporcionar recursos educativos personalizados a millones de estudiantes en todo el mundo. Además, la IA facilita la gestión administrativa, desde la planificación de horarios hasta el seguimiento del progreso académico, liberando a los educadores para que se concentren más en la enseñanza.

- **Entretenimiento.** El entretenimiento ha sido otra área transformada por la IA. Las plataformas de *streaming* utilizan algoritmos para personalizar la UX, recomendando películas, series y música basadas en sus hábitos de consumo. Spotify, por ejemplo, emplea IA para crear listas de reproducción personalizadas que se adaptan a los gustos musicales de cada usuario. Además, la IA está detrás de muchas innovaciones en la producción de contenido. Los efectos visuales generados por computadora (CGI) en películas y videojuegos han alcanzado niveles de realismo sin precedentes gracias a la IA. Asimismo, la creación de música y arte generativo está ganando terreno, con sistemas de IA que pueden componer piezas musicales originales o generar obras de arte únicas, desafiando nuestras nociones de creatividad. El sistema DALL-E de OpenAI es capaz de generar imágenes a partir de descripciones textuales, abriendo nuevas posibilidades creativas.

- **Seguridad.** El ámbito de la seguridad también se ha beneficiado de los avances en IA. Los sistemas de vigilancia equipados con reconocimiento facial y análisis de comportamiento pueden identificar amenazas potenciales y alertar a las autoridades en tiempo real. China ha implementado extensamente estos sistemas en sus ciudades para mejorar la seguridad pública. Además, la IA se utiliza para mejorar la ciberseguridad, detectando y neutralizando ataques antes de que causen daños significativos. Los algoritmos de IA pueden analizar patrones de tráfico en la red y reconocer actividades sospechosas, proporcionando una defensa más robusta contra los ciberataques. Empresas como Darktrace utilizan IA para detectar y responder automáticamente a amenazas cibernéticas.

- **Recursos humanos.** En el sector de los recursos humanos, la IA está cambiando la manera en que las empresas atraen, seleccionan y retienen talento. Los sistemas de IA pueden analizar currículums y perfiles en línea para identificar a los candidatos más adecuados para un puesto, ahorrando tiempo y recursos en el proceso de reclutamiento. LinkedIn utiliza IA para recomendar empleos a los usuarios y candidatos a las empresas, mejorando la eficiencia del mercado laboral. Además, la IA puede ayudar a identificar patrones de comportamiento y rendimiento que indican la necesidad de intervenciones, como capacitación adicional o cambios en la gestión, mejorando así la retención y el desarrollo del talento.

- **Agricultura.** La agricultura también ha experimentado innovaciones gracias a la IA. Los sistemas de agricultura de precisión utilizan sensores y algoritmos de IA para monitorear el estado del suelo y las plantas, optimizando el uso de recursos como el agua y los fertilizantes. John Deere, por ejemplo, ha desarrollado tractores inteligentes que pueden realizar siembras y cosechas con alta precisión. Esto no solo mejora la eficiencia y la productividad, sino que también reduce el impacto ambiental de las prácticas agrícolas. Además, los drones equipados con IA pueden analizar vastas extensiones de terreno, detectando plagas y enfermedades en etapas tempranas y permitiendo respuestas rápidas y efectivas.

- **Medioambiente.** En el ámbito de la gestión del medioambiente, la IA está ayudando a monitorear y mitigar el impacto del cambio climático. Los algoritmos pueden analizar grandes volúmenes de datos climáticos para modelar patrones y predecir eventos extremos, como huracanes y sequías. Esta capacidad predictiva permite a las comunidades prepararse mejor y minimizar los daños. Google utiliza IA para predecir la producción de energía solar y eólica, mejorando la gestión de recursos renovables. Además, la IA se utiliza para optimizar la gestión de recursos naturales, como la energía y el agua, promoviendo un uso más sostenible y eficiente de estos recursos vitales.

- **Comunicación.** La IA también está transformando la forma en que nos comunicamos. Las herramientas de traducción automática, como Google Translate, han mejorado drásticamente gracias a los modelos de IA, permitiendo una comunicación más fluida y precisa entre personas que hablan diferentes idiomas. Además, los chatbots y asistentes virtuales están cada vez más presentes en la atención al cliente, proporcionando respuestas rápidas y efectivas a consultas comunes y liberando a los humanos para que se concentren en problemas más complejos. Empresas como Zendesk utilizan IA para mejorar la eficiencia del servicio al cliente, analizando interacciones pasadas para proporcionar respuestas precisas y contextuales.

- **Industria.** En la industria manufacturera, la IA está optimizando la producción y la gestión de la cadena de suministro. Los robots equipados con IA pueden realizar tareas complejas con alta precisión, mejorando la calidad y la eficiencia de los productos. Además, los algoritmos de IA pueden predecir la demanda de productos, optimizando la producción y reduciendo los desperdicios. Siemens utiliza IA para gestionar sus fábricas inteligentes, reduciendo los tiempos de inactividad y mejorando la productividad. Esto no solo mejora la rentabilidad, sino que también promueve prácticas más sostenibles y responsables.

- **Investigación.** En el campo de la investigación científica, la IA está acelerando los descubrimientos y ampliando los límites del conocimiento humano. Los algoritmos de IA pueden analizar grandes conjuntos de datos experimentales, identificando patrones y relaciones que serían imposibles de detectar manualmente. Esto permite a los científicos formular hipótesis más precisas y diseñar experimentos más efectivos. DeepMind ha utilizado IA para predecir la estructura de proteínas con precisión, acelerando la investigación en biología molecular. Además, la IA se utiliza para modelar fenómenos complejos, desde la física de partículas hasta el comportamiento de los ecosistemas, proporcionando nuevas herramientas para la investigación interdisciplinaria.

- **Derecho.** La IA también está impactando en el ámbito legal. Los sistemas de análisis de documentos basados en IA pueden revisar grandes cantidades de texto legal para identificar cláusulas relevantes y anomalías, ahorrando tiempo y reduciendo el riesgo de errores humanos. La empresa LegalZoom utiliza IA para ayudar a los usuarios a crear documentos legales personalizados de manera eficiente. Además, la IA se utiliza para predecir resultados judiciales, proporcionando a los abogados y jueces información valiosa para la toma de decisiones. Estas herramientas no solo mejoran la eficiencia del sistema legal, sino que también promueven una mayor transparencia y equidad.

- **Construcción.** En el ámbito de la construcción, la IA está optimizando el diseño y la gestión de proyectos. Los algoritmos pueden analizar datos de proyectos anteriores para identificar las mejores prácticas y predecir posibles problemas, mejorando la planificación y ejecución de las obras. La empresa de construcción Skanska utiliza IA para gestionar proyectos complejos, reduciendo el riesgo de errores y retrasos. Además, los robots equipados con IA pueden realizar tareas de construcción con alta precisión y seguridad, reduciendo el riesgo de accidentes y mejorando la calidad de los edificios. Estas innovaciones están transformando la industria de la construcción, haciéndola más eficiente y sostenible.

Una reflexión final importante:

«La inteligencia artificial está transformando nuestra sociedad de maneras profundas y diversas, optimiza procesos, mejora la eficiencia y abre nuevas oportunidades que apenas estamos comenzando a explorar. Sin embargo, también plantea desafíos éticos y sociales que debemos abordar con responsabilidad».

A medida que la inteligencia artificial avanza, su influencia en todos los aspectos de la sociedad continuará expandiéndose. Las aplicaciones actuales son solo el comienzo de lo que esta tecnología puede lograr. Sin embargo, con cada avance, surge la necesidad de asegurarnos de que la IA se utilice de manera ética, equitativa y con un enfoque en el bienestar humano. La colaboración entre Gobiernos, empresas y la sociedad civil será clave para garantizar que los beneficios de la IA se distribuyan de manera justa y que los riesgos se mitiguen de manera adecuada. La IA tiene el potencial de mejorar nuestras vidas de manera significativa, pero debemos asegurarnos de que se utilice con sabiduría y previsión para crear un futuro que beneficie a todos.

3. Beneficios y desafíos de la inteligencia artificial

La IA ha emergido como una de las tecnologías más transformadoras del siglo XXI con un impacto profundo en todos los aspectos de la sociedad, desde la atención médica y la educación hasta el entretenimiento y las finanzas. A medida que esta tecnología evoluciona, es crucial comprender tanto los beneficios como los desafíos que conlleva para poder maximizar su potencial y mitigar sus posibles efectos negativos. La IA ofrece oportunidades increíbles para mejorar la eficiencia, la creatividad y la innovación, pero también plantea serias preocupaciones éticas, sociales y económicas que deben ser abordadas con responsabilidad.

Beneficios de la IA

1. **Creación rápida de contenido.** Uno de los avances más impresionantes de la IA ha sido su capacidad para generar contenido original a una velocidad sin precedentes. Herramientas como GPT-4 y DALL-E han demostrado que la inteligencia artificial puede generar textos, imágenes y otros medios creativos a partir de simples descripciones textuales. Estas capacidades no solo han transformado industrias como el diseño gráfico, la publicidad y el periodismo, sino que también han democratizado la creación de contenido, permitiendo que individuos sin habilidades técnicas puedan generar materiales de alta calidad. Esto agiliza los procesos creativos y también amplía el acceso a recursos creativos.

2. **Superación de la barrera idiomática.** La IA ha mejorado significativamente la traducción automática y la superación de

las barreras lingüísticas. Herramientas como Google Translate y DeepL han avanzado tanto en precisión como en fluidez, facilitando la comunicación entre personas que hablan diferentes idiomas. Este desarrollo tiene enormes implicaciones para los negocios internacionales, la colaboración científica y la accesibilidad a información global. Al reducir las limitaciones del idioma, la IA permite una mayor integración cultural y cooperación internacional, creando oportunidades para una mayor comprensión y colaboración entre países y regiones.

3. **Mejora de la eficiencia y productividad.** Los algoritmos de IA permiten a las empresas y organizaciones optimizar procesos y operaciones. Al analizar grandes volúmenes de datos en tiempo real, la IA puede identificar patrones y realizar predicciones que mejoran la toma de decisiones. Esto reduce los costos, aumenta la eficiencia operativa y permite a las empresas tomar decisiones más informadas en menos tiempo. Además, la automatización impulsada por la IA libera a los trabajadores de tareas repetitivas y monótonas, permitiéndoles concentrarse en actividades más estratégicas y creativas, lo que contribuye a una mayor productividad en general.

4. **Personalización y adaptación de servicios y productos.** Uno de los aspectos más transformadores de la IA es su capacidad para personalizar productos y servicios a las necesidades individuales. Mediante el análisis de datos del comportamiento del usuario, los sistemas de IA pueden ofrecer recomendaciones adaptadas a los gustos y preferencias de cada individuo. Este tipo de personalización es visible en plataformas como Netflix, Spotify y Amazon, donde los algoritmos recomiendan contenidos o productos en función del historial del usuario. En el sector médico, esta capacidad se traduce en tratamientos personalizados basados en las características genéticas y clínicas de los pacientes, mejorando significativamente los resultados en salud.

5. **Resolución de problemas complejos.** La capacidad de la IA para analizar grandes cantidades de datos y encontrar soluciones a problemas complejos ha demostrado ser valiosa en

numerosos campos. En la investigación científica, la IA se utiliza para identificar patrones en datos complejos, lo que ha permitido avances importantes en áreas como la biología molecular, la física de partículas y la química. En ingeniería, la IA está ayudando a resolver problemas relacionados con la eficiencia energética, la sostenibilidad y la optimización de recursos. Estos avances no solo aceleran los descubrimientos científicos, sino que también permiten a las empresas y gobiernos abordar desafíos globales como el cambio climático y la escasez de recursos.

6. **Mejora en la toma de decisiones estratégicas.** El análisis predictivo impulsado por la IA ha mejorado la toma de decisiones estratégicas en una variedad de sectores. En el ámbito empresarial, la IA permite a las empresas anticiparse a cambios en el mercado, optimizar la gestión de recursos y predecir comportamientos de los consumidores. La capacidad de la IA para procesar datos históricos y en tiempo real proporciona a las organizaciones una ventaja competitiva, ya que les permite adaptarse rápidamente a nuevas tendencias y minimizar riesgos. En el sector financiero, por ejemplo, los sistemas de IA pueden predecir fluctuaciones del mercado y optimizar carteras de inversión.

7. **Contribución a la seguridad y protección.** Los sistemas de IA han demostrado ser eficaces en la mejora de la seguridad, tanto en el ámbito físico como en el digital. En la seguridad física, los sistemas de vigilancia equipados con IA pueden detectar comportamientos anómalos en tiempo real, lo que mejora la prevención del crimen y la respuesta a emergencias. En el ámbito cibernético, la IA se utiliza para identificar y mitigar amenazas de seguridad, detectando actividades sospechosas antes de que puedan causar daños significativos. La capacidad de la IA para procesar grandes volúmenes de datos en tiempo real la convierte en una herramienta esencial para proteger infraestructuras críticas y redes de datos.

8. **Fomento de la innovación y desarrollo tecnológico.** La IA no solo está transformando los sectores en los que se aplica

directamente, sino que también está impulsando la innovación en otros campos. En la biotecnología, la IA ha acelerado el descubrimiento de nuevos fármacos y tratamientos, mientras que, en la ingeniería, ha mejorado el diseño de soluciones más eficientes para problemas complejos. Empresas tecnológicas están utilizando IA para desarrollar nuevas herramientas en robótica, exploración espacial y energía renovable. La IA está ayudando a abrir nuevas fronteras en la innovación, fomentando el progreso en áreas tan diversas como la ciencia de materiales, la inteligencia ambiental y la automatización avanzada.

9. **Potencial de alcanzar la IA General (IAG).** El concepto de IA General (IAG) se refiere a un tipo de inteligencia artificial que puede realizar cualquier tarea cognitiva que un ser humano puede hacer. Aunque actualmente estamos lejos de alcanzar la IAG, los avances en el aprendizaje profundo y las redes neuronales han acercado esta posibilidad. La IAG tendría un impacto transformador en todos los aspectos de la sociedad, desde la educación y la medicina hasta la política y la economía. Sin embargo, este desarrollo también plantea desafíos éticos y de gobernanza, ya que una IA con capacidades generales puede alterar fundamentalmente la forma en que vivimos y trabajamos.

10. **Avances prometidos por la computación cuántica.** El desarrollo de la computación cuántica promete revolucionar el campo de la inteligencia artificial. Los ordenadores cuánticos son capaces de realizar cálculos a velocidades que superan con creces a los ordenadores tradicionales, lo que podría resolver problemas que actualmente son intratables. Esta tecnología podría impulsar significativamente el desarrollo de la IA, permitiendo avances en áreas como la simulación de moléculas complejas, la optimización de sistemas industriales y la criptografía. A medida que la computación cuántica avance, es probable que impulse aún más el potencial de la IA, llevando su capacidad de procesamiento a niveles sin precedentes.

Desafíos de la IA

1. **Cuestiones de privacidad.** El uso masivo de datos por parte de la IA plantea serias preocupaciones sobre la privacidad. Los sistemas de IA requieren grandes volúmenes de datos personales para entrenar sus algoritmos y mejorar su precisión, lo que expone a los individuos a posibles abusos. La falta de transparencia en cómo se recopilan, almacenan y utilizan los datos puede llevar a una pérdida de confianza en la tecnología. Además, la proliferación de sistemas de IA en sectores como el marketing y la vigilancia ha intensificado los debates sobre la regulación de la privacidad de los datos. Es crucial que las políticas de protección de datos evolucionen para garantizar que los derechos de los usuarios sean respetados.

2. **Impacto en el empleo.** Uno de los mayores desafíos que plantea la IA es su impacto en el empleo. Si bien la automatización impulsada por la IA tiene el potencial de crear nuevos tipos de trabajos, también es cierto que muchas tareas que antes realizaban los humanos están siendo automatizadas. Esto ha generado preocupación sobre el desplazamiento de trabajadores en industrias como la manufactura, la logística y el comercio minorista. Para mitigar estos efectos, es esencial que los gobiernos y las empresas inviertan en programas de reentrenamiento y capacitación para preparar a la fuerza laboral para los trabajos del futuro. De lo contrario, la IA podría exacerbar las desigualdades sociales y económicas.

3. **Equidad y justicia.** Los sistemas de IA no son inmunes a los sesgos presentes en los datos con los que son entrenados. Esto puede llevar a decisiones discriminatorias en áreas como la contratación, el acceso a servicios financieros y la justicia penal. Por ejemplo, algunos algoritmos de IA han sido criticados por perpetuar sesgos de género o raza, lo que ha resultado en decisiones injustas. Para abordar este desafío, los desarrolladores de IA deben trabajar activamente para identificar y corregir los sesgos en sus algoritmos, y las empresas deben implementar mecanismos de transparencia para garantizar que los sistemas sean justos y equitativos.

4. **Seguridad de los sistemas de IA.** A medida que los sistemas de IA se integran en infraestructuras críticas como las redes eléctricas, los sistemas de transporte y los servicios médicos, también aumenta su vulnerabilidad a ataques cibernéticos. Si un sistema de IA es hackeado o manipulado, las consecuencias pueden ser devastadoras. Por ejemplo, un vehículo autónomo hackeado podría causar un accidente, o un sistema de IA que controle una planta de energía podría ser utilizado para sabotear infraestructuras esenciales. Es crucial que los desarrolladores de IA trabajen para implementar medidas de seguridad robustas que protejan estos sistemas de posibles ataques.

5. **Regulación y gobernanza.** La rápida evolución de la IA ha superado la capacidad de los gobiernos y los organismos reguladores para supervisar adecuadamente su desarrollo. Esto ha creado un vacío regulatorio que permite a las empresas desarrollar y desplegar tecnologías de IA sin una supervisión adecuada, lo que aumenta el riesgo de abusos. Para abordar este desafío, es fundamental que los gobiernos colaboren con expertos en tecnología y la industria para desarrollar marcos regulatorios que promuevan la innovación, pero que también protejan los derechos de los ciudadanos.

6. **Ética en la toma de decisiones automatizadas.** Los sistemas de IA que toman decisiones automatizadas en áreas sensibles, como la justicia penal, la atención médica y las finanzas, plantean serios dilemas éticos. Por ejemplo, los algoritmos utilizados para predecir la reincidencia de los delincuentes han sido criticados por ser injustos y sesgados. En el ámbito médico, los sistemas de IA que recomiendan tratamientos deben garantizar que las decisiones se tomen en el mejor interés del paciente, y no solo en función de la eficiencia económica. Las empresas deben ser responsables de garantizar que sus algoritmos prioricen la ética en la toma de decisiones.

7. **Interacción entre humanos y máquinas.** A medida que la IA se integra en nuestra vida cotidiana, es esencial que estos sistemas sean intuitivos y fáciles de usar. La falta de transparencia

o la complejidad excesiva en algunos algoritmos de IA puede generar desconfianza y resistencia entre los usuarios. Las empresas deben centrarse en mejorar la interacción humano-máquina, asegurando que los sistemas de IA sean comprensibles y accesibles para el público en general. Esto no solo aumentará la adopción de estas tecnologías, sino que también garantizará que se utilicen de manera efectiva y segura.

8. **Sostenibilidad en el desarrollo de la IA.** El desarrollo y funcionamiento de sistemas de IA requieren grandes cantidades de recursos computacionales, lo que a su vez consume enormes cantidades de energía. Esto plantea preguntas sobre la sostenibilidad ambiental de la IA, especialmente a medida que la demanda de estos sistemas crece. Es fundamental que los desarrolladores de IA busquen formas de optimizar la eficiencia energética de los algoritmos y utilicen fuentes de energía renovable para alimentar los centros de datos que soportan estos sistemas. La IA debe evolucionar de manera que promueva la sostenibilidad ambiental y minimice su impacto en el cambio climático.

9. **Influencia en la geopolítica.** A medida que los países compiten por el liderazgo en el desarrollo de la IA, la tecnología también está desempeñando un papel importante en la geopolítica. Los avances en IA pueden ofrecer ventajas competitivas significativas en áreas como la defensa, la economía y la ciberseguridad, lo que ha llevado a una carrera global por el dominio en el desarrollo de la IA. Es crucial que los países trabajen juntos para desarrollar normas y regulaciones internacionales que eviten conflictos y fomenten la cooperación. La IA tiene el potencial de ser una herramienta para el bien común, pero su uso irresponsable podría intensificar las tensiones globales.

La inteligencia artificial ofrece una amplia gama de beneficios que pueden transformar positivamente diversos aspectos de la sociedad. Sin embargo, estos beneficios vienen acompañados de desafíos significativos que deben ser gestionados de manera responsable. La privacidad, la equidad, la seguridad y la sostenibilidad son solo algunos de los temas clave que deben ser abordados para garantizar que la IA sea una fuerza para el bien. A medida que continuamos explorando y desarrollando esta tecnología, es crucial que adoptemos un enfoque equilibrado, regulado y ético para maximizar los beneficios de la IA mientras se mitigan sus riesgos. Solo a través de una colaboración internacional efectiva y una regulación adecuada podemos asegurar que la IA se desarrolle y se utilice de manera que beneficie a toda la humanidad.

Beneficios de la IA	Desafíos de la IA
• Creación rápida de contenido.	• Cuestiones de privacidad.
• Superación de la barrera idiomática.	• Impacto en el empleo.
• Mejora de la eficiencia y productividad.	• Equidad y justicia.
• Personalización y adaptación de servicios y productos.	• Seguridad de los sistemas de IA.
• Resolución de problemas complejos.	• Regulación y gobernanza.
• Mejora en la toma de decisiones estratégicas.	• Ética en la toma de decisiones automatizadas.
• Contribución a la seguridad y protección.	• Interacción entre humanos y máquinas.
• Fomento de la innovación y desarrollo tecnológico.	• Sostenibilidad en el desarrollo de la IA.
• Potencial de alcanzar la IA General.	• Influencia en la geopolítica.
• Avances prometidos por la computación cuántica.	

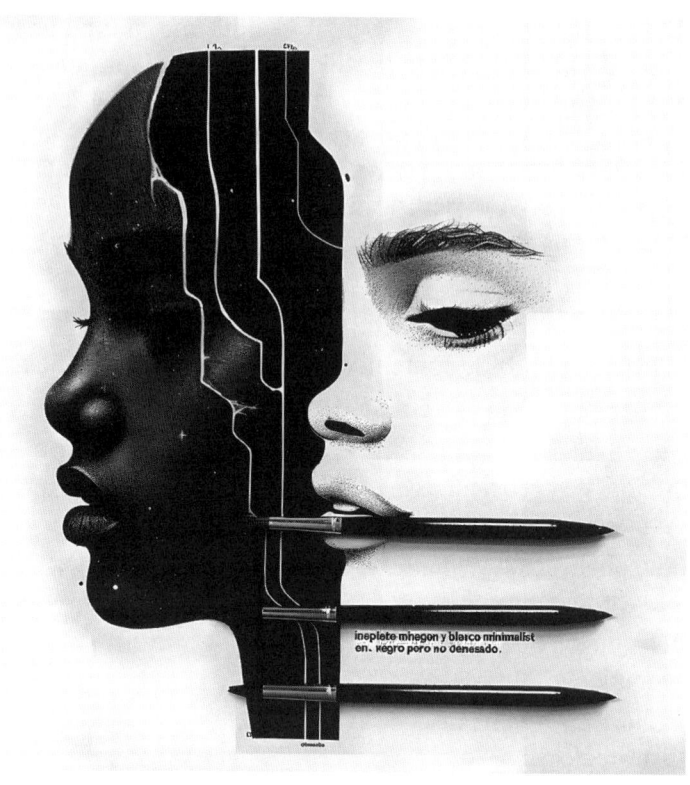

«La capacidad de la IA generativa
para comprender y replicar el
lenguaje natural ha abierto un
abanico de posibilidades que van
más allá del análisis de datos».

EXTIENDE

4
Empoderamiento a través de la inteligencia artificial

1. La mejora de la eficiencia y la productividad humanas

La IA está transformando radicalmente nuestra vida y nuestra forma de trabajar, actuando como un catalizador para impulsar la eficiencia y la productividad humanas a niveles sin precedentes. Esta tecnología disruptiva está transformando diversos sectores, desde la gestión de tareas cotidianas hasta la toma de decisiones estratégicas, proporcionando soluciones que permiten a individuos y organizaciones optimizar su tiempo y sus recursos para alcanzar un rendimiento inigualable.

En la gestión de tareas cotidianas, la IA se ha convertido en una herramienta indispensable. Gracias a algoritmos avanzados, podemos analizar grandes volúmenes de datos en tiempo real, obteniendo información valiosa (*insights*) que nos permite tomar decisiones más informadas y precisas. Los asistentes virtuales, como Siri o Google Assistant, ejemplifican esta revolución al organizar agendas y gestionar correos electrónicos y recordatorios. Esta automatización de tareas rutinarias no solo reduce el estrés y la carga de trabajo, sino que también aumenta la eficiencia diaria.

«No se puede subestimar el efecto de la IA en la eficiencia y productividad humanas».

En el ámbito de la productividad personal, la IA desempeña un papel fundamental. Aplicaciones basadas en IA pueden monitorear hábitos de trabajo y sugerir mejoras, como la optimización del tiempo de concentración y descanso. Herramientas como RescueTime analizan cómo se utiliza el tiempo en diferentes aplicaciones y sitios web, proporcionando informes detallados y sugerencias para mejorar la productividad. Además, la IA está transformando la forma en que aprendemos y desarrollamos nuevas habilidades. Plataformas educativas como Coursera y Duolingo utilizan algoritmos de IA para adaptar el contenido a las necesidades individuales de los usuarios, mejorando la experiencia de aprendizaje y facilitando el logro de objetivos educativos.

En la creatividad y el diseño, la IA ha revolucionado la forma en que abordamos los proyectos. Herramientas de diseño asistidas por IA, como Adobe Sensei, pueden generar propuestas creativas basadas en datos y tendencias actuales, ahorrando tiempo en el proceso de ideación y permitiendo a los diseñadores explorar nuevas ideas y enfoques de manera más eficiente.

Los sistemas de análisis predictivo pueden evaluar grandes volúmenes de datos y detectar patrones que no son evidentes para los humanos, lo que produce que, en la toma de decisiones estratégicas, la IA ofrezca un apoyo invaluable. Herramientas como IBM Watson ayudan a prever tendencias de mercado y a ajustar estrategias en consecuencia, optimizando la toma de decisiones. La IA también mejora la eficiencia en la comunicación y la colaboración. Plataformas de colaboración como Slack y Microsoft Teams utilizan IA para facilitar la gestión de proyectos y la comunicación entre equipos. Estas herramientas pueden priorizar mensajes importantes, sugerir respuestas y organizar automáticamente las tareas, mejorando la eficiencia en el trabajo en equipo.

En la salud y el bienestar, la IA desempeña un papel crucial en la mejora de la calidad de vida. Aplicaciones de salud mental como Woebot utilizan IA para ofrecer apoyo emocional y terapéutico, ayudando a las personas a gestionar el estrés y la ansiedad. Estas aplicaciones proporcionan recursos personalizados y recomendaciones basadas en el análisis de las interacciones de los usuarios. En el *fitness*, aplicaciones como MyFitnessPal utilizan IA para analizar los hábitos alimenticios y de ejercicio, proporcionando planes personalizados de dieta y entrenamiento. Estas aplicaciones ayudan a los usuarios a alcanzar sus objetivos de salud de manera más eficiente.

«La capacidad de la IA para proporcionar *insights* valiosos y personalizados está cambiando la forma en que gestionamos nuestra salud y nuestro bienestar».

La IA permite a los artistas y creadores explorar nuevas formas de expresión. Herramientas como Deep Art y RunwayML, en el ámbito de la creatividad, utilizan algoritmos de IA generativa para transformar fotos y vídeos en obras de arte, ofreciendo nuevas posibilidades creativas. Además, estas herramientas facilitan el proceso de creación, permitiendo a los artistas enfocarse en la innovación y la originalidad.

La IA está demostrando ser una herramienta poderosa para mejorar la eficiencia y la productividad en una variedad de contextos, tal como hemos visto. Al proporcionar soluciones avanzadas para el análisis de datos, la toma de decisiones y la automatización de tareas, la IA permite a las personas alcanzar niveles de rendimiento antes inalcanzables. A medida que la tecnología continúa avanzando, veremos más aplicaciones innovadoras de la IA que transformarán nuestra forma de ver el trabajo. La capacidad de la IA para analizar grandes volúmenes de datos y proporcionar *insights* valiosos está cambiando la forma en que tomamos decisiones.

«En última instancia, la IA tiene el potencial de transformar nuestras vidas de maneras profundas y significativas. Al mejorar la eficiencia y la productividad, la IA no solo nos ayuda a trabajar de manera más inteligente, sino que también nos permite aprovechar al máximo nuestro tiempo y nuestros recursos».

Con el desarrollo continuo de la tecnología y su aplicación en nuevos ámbitos, las posibilidades son prácticamente infinitas. La clave para aprovechar plenamente el potencial de la IA radica en adoptar un enfoque equilibrado y consciente, asegurando que esta poderosa herramienta se utilice de manera ética y responsable. La IA está redefiniendo nuestra capacidad para ser eficientes y productivos.

2. Asistentes y agentes de inteligencia artificial al servicio de las personas

En la última década, la IA ha dejado de ser una simple promesa tecnológica para convertirse en una realidad cotidiana que transforma la manera en que interactuamos con el mundo. Los asistentes y agentes de IA generativa, basados en modelos como GPT, representan una evolución radical en comparación con sus predecesores. Estos nuevos asistentes no solo realizan tareas rutinarias con mayor eficiencia, sino que también poseen una capacidad sin precedentes para comprender y generar lenguaje humano, marcando el inicio de una disrupción gigantesca en nuestra relación con la tecnología.

Los modelos GPT, desarrollados por organizaciones como OpenAI, han llevado la inteligencia de los asistentes virtuales a niveles antes inimaginables. A diferencia de los primeros asistentes, que se limitaban a ejecutar comandos preprogramados y ofrecer respuestas basadas en *scripts*, los asistentes generativos pueden comprender contextos complejos, mantener conversaciones coherentes y generar texto de manera autónoma. Esta capacidad se deriva de su entrenamiento en vastos corpus de datos, permitiéndoles aprender patrones de lenguaje y aplicar este conocimiento de forma creativa y adaptativa.

La diferencia más notable entre los asistentes tradicionales y los basados en IA generativa radica en su capacidad para producir contenido original. Mientras que los primeros eran meros ejecutores de tareas, los asistentes generativos pueden escribir artículos, componer música, diseñar gráficos e incluso programar código. Esta habilidad no solo amplía su funcionalidad, sino que también permite a los usuarios delegar tareas creativas y cognitivamente intensivas, liberando tiempo y recursos para otras actividades.

«Los asistentes y agentes de IA generativa están redefiniendo nuestra interacción con la tecnología, acercándonos a una nueva era de la IA que promete transformar todos los aspectos de la vida humana».

Los agentes de IA generativa también están revolucionando sectores específicos como la atención médica, la educación y el comercio. En la atención médica, estos agentes pueden analizar historias clínicas, interpretar resultados de pruebas y sugerir planes de tratamiento personalizados con una precisión que rivaliza con la de los expertos humanos. Al aplicar modelos de lenguaje natural avanzados, los agentes pueden interpretar síntomas descritos en lenguaje cotidiano, facilitando diagnósticos más rápidos y precisos. Además, pueden proporcionar explicaciones detalladas y comprensibles sobre condiciones médicas complejas, mejorando la comunicación entre médicos y pacientes. También pueden analizar artículos científicos, generar hipótesis de investigación y diseñar experimentos, acelerando el proceso de descubrimiento y desarrollo de nuevas terapias. Estas capacidades no solo mejoran la calidad de la atención, sino que liberan tiempo valioso para que los profesionales de la salud se centren en la atención directa al paciente.

En el ámbito educativo, los agentes de IA generativa están transformando el aprendizaje personalizado. Pueden crear materiales educativos adaptados a las necesidades individuales de cada estudiante, ofrecer tutorías virtuales interactivas y generar ejercicios y pruebas en tiempo real. Esta capacidad para adaptar el contenido educativo a cada alumno promueve un aprendizaje más efectivo y motivador. Además, los agentes pueden analizar el progreso de los estudiantes, identificar áreas de mejora y proporcionar retroalimentación inmediata, fomentando un entorno de aprendizaje continuo y adaptativo.

El comercio también se ha visto profundamente impactado por los agentes de IA generativa. Estos agentes pueden generar descripciones de productos, redactar campañas de marketing y ofrecer recomendaciones altamente personalizadas. Al analizar datos de clientes en tiempo real, pueden anticiparse a las necesidades y preferencias de los consumidores, creando experiencias de compra más satisfactorias y eficientes. La capacidad de generar contenido adaptado a cada cliente no solo mejora la satisfacción del usuario, sino que también optimiza las estrategias comerciales, aumentando la conversión y la lealtad del cliente.

La disrupción que trae consigo la IA generativa es gigantesca. Los modelos GPT y sus sucesores están transformando no solo la manera en que utilizamos la tecnología, sino también la forma en que concebimos la inteligencia y la creatividad. La capacidad de estos modelos para aprender y adaptarse continuamente a partir de vastos conjuntos de datos significa que se volverán cada vez más útiles y personalizados. Imaginemos un asistente de IA que no solo gestiona nuestra agenda y controla nuestros dispositivos inteligentes, sino que también actúa como un asesor creativo, ofreciendo ideas innovadoras y soluciones a problemas complejos.

«La interacción con asistentes y agentes de IA generativa plantea importantes cuestiones éticas y de privacidad».

La capacidad de estos sistemas para recopilar, analizar y generar grandes cantidades de datos personales ha suscitado preocupaciones sobre la protección de la privacidad y la seguridad de la información. Es fundamental que las empresas y los desarrolladores adopten prácticas de transparencia y responsabilidad, asegurando que los datos se manejen de manera ética y que los usuarios tengan control sobre su información personal. Además, la dependencia creciente de asistentes y agentes de IA generativa podría tener implicaciones para la autonomía y la toma de decisiones de los individuos. Mientras que estos sistemas están diseñados para facilitar la vida y mejorar la eficiencia, existe el riesgo de que las personas se vuelvan excesivamente dependientes de la tecnología, delegando demasiada responsabilidad en estos agentes.

La evolución de los asistentes y agentes de IA generativa continúa a un ritmo acelerado, con innovaciones que prometen ampliar aún más su alcance y sus capacidades. La integración de tecnologías emergentes como el PLN avanzado, la visión por computadora y las redes neuronales profundas está llevando a estos sistemas a nuevos niveles de sofisticación. Por ejemplo, los asistentes de IA están comenzando a utilizar técnicas de generación de lenguaje natural para mantener conversaciones más fluidas y naturales con los usuarios. Estas mejoras no solo hacen que la interacción sea más intuitiva y satisfactoria, sino que también amplían las aplicaciones potenciales de estos sistemas en áreas como la atención al cliente, la educación y el entretenimiento.

En el futuro, podemos esperar que los asistentes y agentes de IA generativa se conviertan en compañeros aún más integrales de nuestra vida diaria. La capacidad de estos sistemas para aprender y adaptarse continuamente significa que se volverán cada vez más útiles y personalizados. Imaginemos un asistente de IA que no solo gestiona nuestra agenda y controla nuestros dispositivos inteligentes, sino que también actúa como un entrenador personal, ofreciendo consejos de salud y bienestar basados en nuestros hábitos y preferencias. O un agente de IA que no solo ayuda a los médicos a diagnosticar enfermedades, sino que también proporciona apoyo emocional a los pacientes, utilizando técnicas avanzadas de PLN para entender y responder a las necesidades emocionales de las personas.

La clave para aprovechar al máximo el potencial de los asistentes y agentes de IA generativa radica en la colaboración entre humanos y máquinas. Al trabajar juntos, podemos crear sinergias que nos permitan alcanzar niveles más altos de productividad, creatividad y bienestar. La educación y la formación serán cruciales en este proceso, asegurando que las personas estén equipadas con las habilidades y el conocimiento necesarios para interactuar de manera efectiva y ética con la tecnología de IA.

Los asistentes y agentes de IA generativa, que tradicionalmente han existido como aplicaciones y servicios en la web y en aplicaciones, están evolucionando hacia formas más avanzadas e integradas. Inicialmente, estos asistentes se limitaban a interactuar a través de textos y comandos en pantalla, pero con la inclusión de perceptores funcionales como la visión, la audición y la capacidad de hablar en tiempo real, están trascendiendo sus limitaciones iniciales.

La capacidad de *ver* mediante cámaras, *oír* a través de micrófonos avanzados y *hablar* utilizando sintetizadores de voz ha permitido que estos asistentes y agentes de IA interactúen de manera más natural y eficiente con los usuarios. Estas habilidades sensoriales, combinadas con algoritmos de procesamiento de lenguaje natural y aprendizaje profundo, permiten que estos sistemas razonen y respondan en tiempo real, emulando la interacción humana de una manera mucho más realista.

La evolución hacia humanoides físicos representa un salto significativo. Estos robots, equipados con la capacidad de moverse y manipular objetos en su entorno, pueden realizar tareas físicas además de cognitivas. Los humanoides pueden, por ejemplo, realizar trabajos domésticos, asistir en el cuidado de personas mayores o con discapacidades y trabajar en entornos industriales peligrosos. Al incorporar tecnologías de IA generativa, estos robots no solo ejecutan comandos preprogramados, sino que también aprenden y se adaptan a nuevas situaciones, ofreciendo soluciones personalizadas y proactivas.

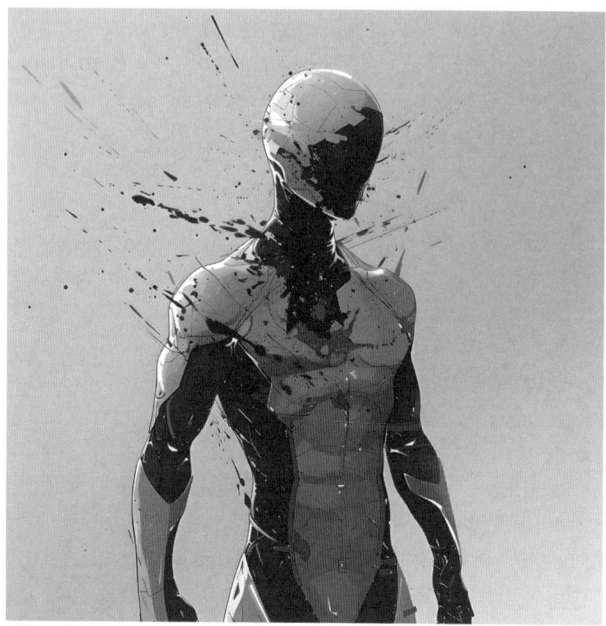

Por otro lado, los avatares inteligentes representan la manifestación virtual de estos avances. Estos avatares, que pueden tomar forma en plataformas de RV y RA, ofrecen una interfaz interactiva y personalizada en el espacio digital. Pueden asistir en la educación a distancia, proporcionar atención al cliente y actuar como compañeros virtuales o guías en experiencias de entretenimiento inmersivo. Al igual que los humanoides físicos, los avatares inteligentes son capaces de ver, oír y comunicarse en tiempo real, ofreciendo una UX mucho más rica y dinámica.

Estamos entrando en una nueva era donde la IA tal como la conocemos en Internet se expande hacia formas físicas y virtuales más sofisticadas. Los humanoides y avatares inteligentes amplían el alcance y las capacidades de la IA, haciendo que su presencia sea tangible y su interacción, más intuitiva y humana. Esta evolución no solo transforma la forma en que interactuamos con la tecnología, sino que también abre nuevas posibilidades para el futuro, donde la colaboración entre humanos y máquinas se vuelve más profunda y significativa.

«Los asistentes y agentes de IA generativa representan una de las manifestaciones más prometedoras de la IA en nuestra vida cotidiana».

3. Habilidades y capacidades aumentadas por la inteligencia artificial

Durante años, la IA analítica tradicional ha desempeñado un papel crucial en la transformación de numerosos sectores. Esta IA se ha centrado en el procesamiento y análisis de grandes cantidades de datos para identificar patrones, hacer predicciones y optimizar procesos. La analítica tradicional ha permitido mejoras significativas en diversas áreas. Sin embargo, el verdadero salto cualitativo se ha dado con la irrupción de la IA generativa, que ha revolucionado la manera en que interactuamos con la tecnología y ha ampliado enormemente nuestras habilidades y capacidades.

La IA analítica tradicional se basa en modelos que identifican tendencias y correlaciones dentro de conjuntos de datos preexistentes. Estos modelos son increíblemente efectivos para tareas como la detección de fraudes, la previsión de ventas y la optimización de cadenas de suministro. Su capacidad para manejar datos estructurados y ofrecer *insights* basados en análisis estadísticos ha sido un motor fundamental para la toma de decisiones informadas en empresas y organizaciones.

Sin embargo, la IA generativa, ejemplificada por modelos como GPT, ha llevado estas capacidades a un nuevo nivel. A diferencia de la IA analítica, que se limita a procesar y analizar datos, la IA generativa puede crear contenido original, comprender y generar lenguaje natural de manera fluida y adaptarse a contextos cambiantes con una flexibilidad impresionante. Esta diferencia marca un cambio de paradigma, transformando no solo lo que la IA puede hacer, sino también cómo puede hacerlo.

La IA generativa está permitiendo a las personas desarrollar habilidades creativas sin precedentes. Estos modelos pueden escribir textos, componer música, generar imágenes y desarrollar diseños gráficos. Esta habilidad para producir contenido original a partir de simples indicaciones es revolucionaria, permitiendo a los individuos explorar y ampliar sus capacidades creativas de maneras antes inimaginables.

Además, la tecnología de bioimplantes y neuroimplantes, como los proyectos desarrollados por Neuralink, está potenciando nuestras capacidades físicas y cognitivas. Estos dispositivos pueden mejorar la memoria, aumentar la capacidad de procesamiento de información y permitir una comunicación directa entre el cerebro y las máquinas. Imaginemos un futuro donde una persona con un implante neural pueda aprender un nuevo idioma en cuestión de días o controlar dispositivos electrónicos con solo pensarlo. Este tipo de avances nos acerca al concepto de superhumanos, donde nuestras limitaciones naturales son ampliadas por la tecnología.

La IA generativa también ha mostrado su capacidad para aumentar significativamente la eficiencia y la productividad en el lugar de trabajo. Los asistentes virtuales basados en modelos generativos pueden gestionar agendas, redactar correos electrónicos, preparar informes y realizar análisis complejos de datos, todo de manera autónoma y con una precisión notable. Al comprender el contexto y las necesidades del usuario, estos asistentes pueden anticiparse a los requerimientos y ofrecer soluciones proactivas, convirtiéndose en herramientas esenciales para profesionales en una amplia gama de industrias.

«La IA generativa no solo analiza datos, sino que también crea, comprende y se adapta, ampliando nuestras capacidades más allá de lo imaginable y marcando el inicio de una nueva era de colaboración entre humanos y máquinas».

La integración de tecnologías emergentes como la visión por computadora, el aprendizaje profundo y la IA generativa promete llevar estas capacidades a nuevas alturas. Imaginemos un mundo en el que los asistentes de IA no solo gestionen nuestras tareas diarias, sino que también actúen como colaboradores creativos, ofreciendo ideas innovadoras y soluciones a problemas complejos. O un entorno donde los agentes de IA no solo apoyen a los profesionales de la salud en el diagnóstico y tratamiento de enfermedades, sino que también proporcionen apoyo emocional y psicológico a los pacientes.

La integración de modelos GPT y otras IA generativas ha llevado a los asistentes virtuales a un nivel cercano a lo que se espera de la IAG. Esta proximidad se refleja en su capacidad para realizar tareas complejas que requieren razonamiento y comprensión profunda del contexto. Los asistentes generativos pueden mantener conversaciones prolongadas y coherentes sobre una amplia variedad de temas, adaptándose al tono y estilo del interlocutor. Esta capacidad de adaptación y generación de contenido relevante en tiempo real es un indicativo de su avanzada inteligencia y versatilidad.

Los desarrollos en la computación cuántica también prometen multiplicar exponencialmente las capacidades de la IA. Con la capacidad de procesar y analizar enormes cantidades de datos a velocidades sin precedentes, la computación cuántica permitirá a la IA abordar problemas extremadamente complejos que son imposibles de resolver con las tecnologías actuales. Esto abrirá nuevas fronteras en la investigación científica, la seguridad cibernética, la optimización de recursos y muchas otras áreas, potenciando aún más nuestras habilidades y capacidades.

Es sumamente importante que adoptemos un enfoque equilibrado y ético en el desarrollo y uso de estas tecnologías, asegurando que los beneficios de la IA se distribuyan de manera equitativa y que los riesgos se gestionen de manera efectiva. Al trabajar juntos, humanos y máquinas pueden crear sinergias que nos permitan alcanzar niveles más altos de productividad, creatividad y bienestar. La educación y la formación desempeñan un papel crucial en este proceso, equipando a las personas con las habilidades necesarias para interactuar de manera efectiva y ética con los sistemas de IA generativa.

La transición de la IA analítica tradicional a la IA generativa marca un punto de inflexión en nuestra relación con la tecnología. Los modelos generativos, con su capacidad para comprender y crear, están ampliando nuestras habilidades y capacidades de maneras que antes parecían imposibles. Desde la educación y la atención médica hasta el lugar de trabajo, la IA generativa está transformando todos los aspectos de nuestras vidas. Al adoptar estas tecnologías de manera responsable y ética, podemos asegurarnos de que la IA se convierta en un aliado poderoso en nuestra búsqueda de un futuro más eficiente, equitativo y humano.

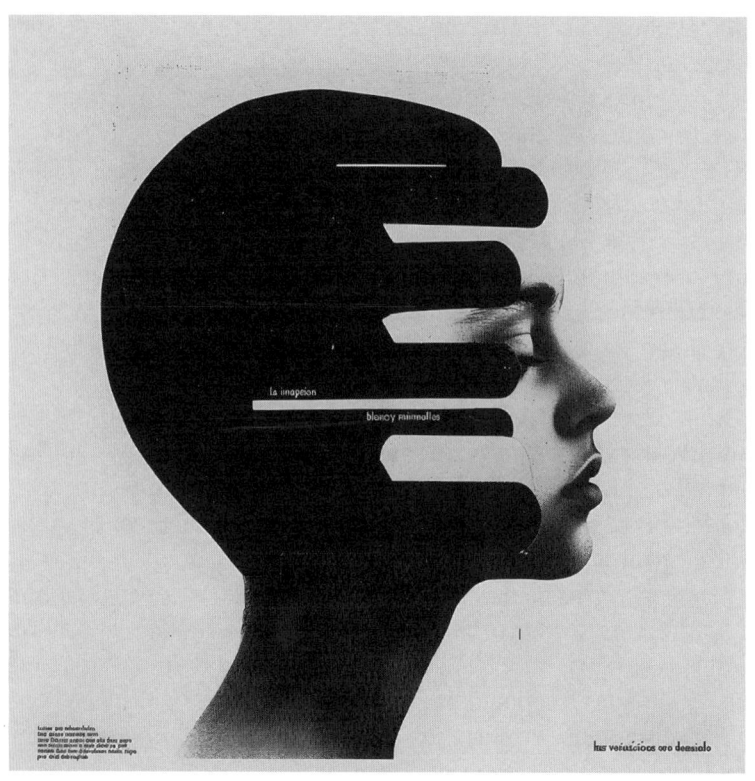

«Este es el futuro que promete el metaverso: una convergencia entre el mundo físico y el digital, donde nuestras identidades, interacciones y economías se redefinen en un nuevo espacio virtual colectivo».

EXTIENDE

5
El metaverso: un nuevo horizonte digital

1. Qué es el metaverso y cómo funciona

El metaverso se define de muchas formas, Y una de las más comunes suele ser la de espacio virtual compartido entre varias personas que pueden interactuar entre sí y con los elementos del entorno digital que las rodea. Este concepto de entorno digital que rodea al usuario involucra dos tecnologías de acceso principales, la RV y la RA, y no solo se limita a la inmersión visual, sino que abarca una gama completa de experiencias sensoriales, permitiendo sentir, escuchar y hasta oler el mundo digital.

Muchas veces se ha adelantado que las actuales webs de Internet tenderán a convertirse en entornos virtuales espaciales, por lo que el metaverso también se suele definir como la *nueva Internet espacial en 3D*, una evolución natural de la web bidimensional que conocemos hoy en la que las interacciones no solo se observan desde una pantalla, sino que se experimentan de manera tridimensional e inmersiva mediante dispositivos como gafas de RV y RA, guantes, trajes y sensores especiales. Aunque ahora mismo estamos al comienzo y en una etapa de transición hacia un ecosistema completamente inmersivo, por lo que muchas personas acceden al metaverso en entornos 3D utilizando dispositivos tradicionales como pantallas 2D y móviles. Aunque estos dispositivos no ofrecen la misma profundidad sensorial que las gafas de RV o los sistemas de RA, permiten a los usuarios explorar y participar en mundos virtuales de manera accesible y conveniente, facilitando la adopción gradual de estas tecnologías avanzadas.

Pero lo fundamental es entender y reconocer su naturaleza como un entorno virtual colectivo accesible a través de Internet. No se trata de un solo espacio, sino de una multitud de mundos digitales interconectados, cada uno con sus propias características y reglas. Estos mundos pueden variar desde simulaciones casi realistas de la vida cotidiana hasta entornos fantásticos donde las leyes de la física y las limitaciones de la realidad del universo conocido no se aplican. Sin embargo, es muy difícil comprenderlo sin haberlo experimentado, por lo que la mejor manera de describirlo con precisión es a través de sus características principales.

La primera de ellas y que se presenta como uno de sus iconos principales es la avatarización, que permite a los usuarios crear y personalizar sus avatares digitales o representaciones virtuales que pueden moverse e interactuar en estos entornos. Estos avatares no solo son una extensión de nuestra identidad digital, sino que también facilitan una expresión personal y una conexión más profunda con los espacios virtuales.

La socialización de los avatares es otro de los aspectos más significativos. Al ofrecer nuevas formas de interacción y conexión, puede fortalecer las relaciones humanas de maneras que aún estamos comenzando a entender. Las redes sociales ya han mostrado cómo las tecnologías digitales pueden cambiar la forma en que nos comunicamos y relacionamos, y el metaverso llevará esto a un nuevo nivel, creando comunidades virtuales con una presencia y una profundidad sin precedentes.

Cómo hemos resaltado, aún estamos en los inicios de este nuevo estadio del ecosistema digital, y otra característica que tiene que ser desarrollada es la interoperabilidad, esencial para que el metaverso funcione de manera cohesiva. Los usuarios deben poder moverse fluidamente entre diferentes entornos virtuales, llevando consigo su identidad digital, bienes virtuales y capacidades adquiridas. Este nivel de interoperabilidad requiere estándares abiertos y acuerdos entre diferentes plataformas y servicios, algo que la industria aún está trabajando para lograr. La colaboración entre empresas tecnológicas, desarrolladores de *software* y organismos reguladores será esencial para construir un metaverso cohesionado y accesible.

La creación de contenidos en el metaverso es otra área vital que determina su riqueza y diversidad. A diferencia de los videojuegos tradicionales, en los que los desarrolladores crean y controlan todo el contenido, el metaverso permite a los usuarios ser también creadores y sobre todo propietarios con derecho. Por eso siempre decimos que el metaverso y el concepto de web 3.0 son el inicio de un nuevo paradigma en el que el usuario es el *owner* de Internet , algo que cambiaría el panorama mundial a nivel económico y social.

Muy relacionada con los contenidos está la persistencia, la cual es fundamental e importante para los usuarios. En los videojuegos tradicionales, los mundos virtuales se reinician cada vez que iniciamos sesión, pero en el metaverso se mantiene un estado continuo. Todo lo que hacemos en él se conserva tal como lo dejamos, creando una experiencia más inmersiva y realista. Esta persistencia permite a los usuarios invertir tiempo y recursos en estos entornos con la seguridad de que sus esfuerzos y logros serán duraderos. Plataformas como Decentraland y Roblox han demostrado el poder de la persistencia en conjunción con la creación de contenidos generados por los usuarios, ofreciendo herramientas accesibles para que cualquiera pueda diseñar y compartir sus propios mundos y experiencias, y sobre todo monetizarlas de forma rentable.

Esto nos lleva a la siguiente característica importante: el nacimiento de una economía virtual dinámica. Dentro de estos espacios, las personas pueden comprar, vender e intercambiar bienes y servicios digitales persistentes, utilizando diversas formas de moneda digital, incluyendo criptomonedas y *tokens* no fungibles (NFT). Esta economía digital está impulsada por la *blockchain*, una tecnología que proporciona un registro seguro y descentralizado de transacciones. Al permitir la propiedad verificable y transferible de activos digitales, la *blockchain* desempeña un papel fundamental en la construcción de la confianza y la seguridad dentro del metaverso. La economía del metaverso puede ser centralizada, gestionada por una empresa privada o distribuida y descentralizada, controlada por la comunidad de usuarios. En una economía centralizada, una sola entidad puede tener un control significativo sobre las reglas y las transacciones dentro del metaverso. Por otro lado, una economía descentralizada permite una mayor participación y equidad, con decisiones tomadas colectivamente por la comunidad, lo que permite el desarrollo de una tecnodemocracia real, concepto sumamente importante para que un verdadero tecnohumanismo pueda llegar a establecerse.

> **«La descentralización es un pilar de la economía del metaverso, especialmente en el contexto de la web 3.0. Basada en la tecnología *blockchain*, la descentralización permite transacciones seguras y transparentes sin la necesidad de intermediarios. Esto fomenta una economía más democrática donde los usuarios tienen mayor control sobre sus activos digitales y pueden participar en la creación y gestión de estos ecosistemas».**

La conectividad es otra característica crucial. El metaverso depende de una arquitectura de red robusta que debe permitir conexiones rápidas y fiables. Esto no solo mejora la UX al reducir la latencia y aumentar la velocidad de las interacciones, sino que también soporta la escalabilidad del ecosistema, facilitando que millones de usuarios se conecten y participen simultáneamente. En términos técnicos, el metaverso se sostiene sobre una infraestructura muy diversa que incluye redes de comunicación de alta velocidad, potentes servidores en la nube y sofisticadas tecnologías de renderización 3D. Todo esto se deberá integrar en un futuro próximo para ofrecer experiencias inmersivas que vayan más allá de lo que es posible hoy en día con las actuales tecnologías de RV y RA.

La última característica importante es la hibridación de dispositivos, referida a las múltiples formas en que los usuarios pueden interactuar con el metaverso, desde dispositivos 2D tradicionales con pantallas hasta dispositivos inmersivos 3D y de computación espacial. Esta diversidad de interfaces permite a los usuarios elegir cómo y cuándo desean sumergirse en el metaverso, haciendo que la tecnología sea más accesible y adaptable a diferentes necesidades y preferencias.

Por otra parte, la integración con el mundo físico a través de la realidad mixta y la computación espacial lleva al concepto de metaverso mixto. En este escenario, los límites entre el mundo físico y el digital se difuminan, permitiendo interacciones sin fisuras entre ambos. La realidad mixta combina elementos de RV y RA para crear experiencias que pueden superponerse al entorno físico, mientras que la computación espacial permite a los dispositivos entender y reaccionar al espacio físico de manera más precisa.

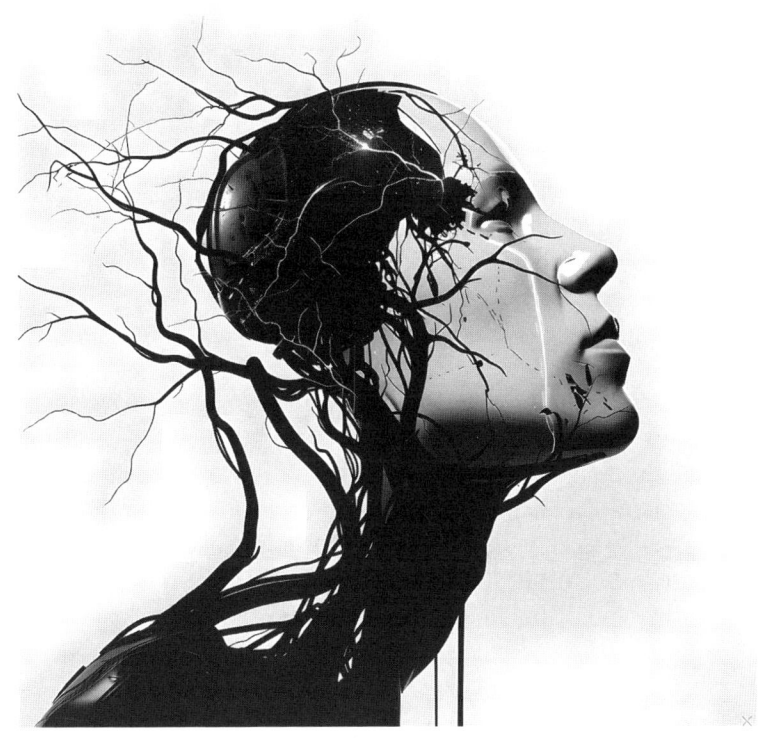

2. Historia y desarrollo del concepto de metaverso

El término *metaverso* alcanzó una nueva dimensión de notoriedad cuando Mark Zuckerberg, CEO de Facebook, anunció en octubre de 2021 el cambio de nombre de la empresa a Meta Platforms Inc. Este *rebranding* reflejaba una ambiciosa visión para el futuro digital en la que el metaverso se posicionaría como el eje central de las actividades y los servicios de la compañía. Zuckerberg describió el metaverso como una plataforma que iría más allá de la interacción social, permitiendo experiencias inmersivas que incluirían el trabajo, la educación, el entretenimiento y mucho más. La apuesta de Meta por esta visión subrayó la importancia creciente del metaverso en la tecnología contemporánea y aceleró el interés y la inversión en su desarrollo, marcando un punto de inflexión en la forma en que imaginamos nuestras vidas digitales.

Pero para saber lo que es el metaverso hay que conocer la historia de la RV, que se remonta al siglo XX, con sus primeras manifestaciones en proyectos notables que capturaron la imaginación de científicos y artistas. Uno de los primeros ejemplos fue el Sensorama, creado por Morton Heilig en la década de 1960. Este dispositivo mecánico ofrecía una experiencia multisensorial al combinar imágenes en 3D, sonido, vibración y olor. En los años siguientes, Ivan Sutherland desarrolló el Espada de Damocles en 1968, considerado el primer sistema de RV con una pantalla montada en la cabeza.

A medida que la tecnología avanzaba, la RV comenzó a integrarse en la cultura popular y la literatura, con obras como *Neuromante*, de William Gibson, en 1984, que introdujo conceptos de mundos virtuales inmersivos, y *Snow Crash*, de Neal Stephenson, en 1992, donde se acuñó el término *metaverso*. Paralelamente, la RA hizo su aparición en la década de 1990 con hitos como el desarrollo del primer sistema de RA por Louis Rosenberg en 1992 en el Laboratorio de Investigación de la Fuerza Aérea de los Estados Unidos.

Estas innovaciones sentaron las bases para la evolución del metaverso, un entorno virtual colectivo que promete revolucionar la interacción humana en el siglo XXI y que ha capturado la imaginación de tecnólogos, artistas y visionarios de todo el mundo, posicionándose como el próximo gran hito en la evolución digital.

Los dispositivos que permiten esta inmersión han evolucionado significativamente en los últimos años, ofreciendo experiencias cada vez más sofisticadas y accesibles. Las gafas de RV, como las Meta Quest 3, las PlayStation VR2, las Valve Index, las HTC VIVE Pro 2 o las Pico 4 sumergen a los usuarios en mundos digitales completamente envolventes, proporcionando una sensación de presencia y profundidad que no se puede lograr con tecnologías 2D tradicionales. Estos dispositivos utilizan pantallas de alta resolución, seguimiento de movimiento y controladores hápticos para crear una experiencia sensorial completa.

Por otro lado, dispositivos de RA como Microsoft HoloLens 2, Magic Leap 2, NReal Light, Lenovo ThinkReality A3 o las Rokid Air superponen información digital sobre el mundo físico, permitiendo a los usuarios interactuar con ambos entornos simultáneamente. Estos dispositivos utilizan sensores avanzados y cámaras para mapear el espacio físico y colocar objetos virtuales de manera precisa, creando una interacción fluida entre lo real y lo digital. La capacidad de interactuar con hologramas y objetos virtuales en tiempo real transforma la manera en que trabajamos, aprendemos y nos entretenemos.

Además de estos dispositivos que destacan por ser los más conocidos, la industria está viendo el desarrollo de tecnologías que expanden aún más los límites de la inmersión sensorial. Guantes hápticos, como los producidos por HaptX, permiten a los usuarios sentir texturas y resistencias en el mundo virtual, mientras que trajes hápticos como los de Teslasuit proporcionan retroalimentación táctil en todo el cuerpo, creando una sensación de presencia física. También están emergiendo tecnologías olfativas que pueden liberar aromas específicos en sincronía con las experiencias visuales y auditivas, añadiendo una dimensión completamente nueva a la inmersión digital.

El metaverso mixto, por su parte, aprovecha las capacidades de la realidad mixta para integrar elementos digitales en el entorno físico de una manera coherente y significativa. Esto puede incluir desde simples superposiciones de información sobre objetos físicos hasta complejas simulaciones que permiten a los usuarios interactuar con datos y entornos virtuales como si fueran tangibles. Esta integración fluida de los mundos digital y físico promete transformar nuestras interacciones cotidianas, ofreciendo una nueva forma de experimentar el mundo que nos rodea, evolucionando por completo la manera en que trabajamos, aprendemos y jugamos.

Empresas como Apple, con su visor Apple Vision Pro, están impulsando esta tendencia, promoviendo la computación espacial como la próxima gran revolución tecnológica. La enorme innovación disruptiva de esta tecnología es su capacidad para entender y reaccionar al entorno físico de manera intuitiva y precisa, que incluye mapear espacios físicos y superponer elementos digitales sobre ellos, creando experiencias en las que los usuarios pueden interactuar con los objetos virtuales como si estuvieran presentes en el mundo real. Estos dispositivos comprenden muy bien el contexto del usuario y proporcionan información y funcionalidades relevantes en tiempo real.

Para Apple la computación espacial se ha convertido en un elemento central de su visión del futuro próximo; su estrategia es clara y se manifiesta en evitar el término *metaverso*. En lugar de centrarse en la construcción de un metaverso *per se*, Apple se enfoca en cómo la realidad mixta y la computación espacial pueden mejorar la vida cotidiana, proporcionando herramientas que son tanto prácticas como innovadoras. En definitiva, su enfoque se basa en crear experiencias que sean accesibles y relevantes para los usuarios sin la necesidad de adherirse a una etiqueta específica que podría estar asociada a sus competidores.

El nuevo Internet en 3D y el metaverso mixto representan una evolución significativa de cómo interactuamos con el mundo digital. Al combinar RV, RA, realidad mixta y computación espacial, estas tecnologías crearán experiencias inmersivas y fluidas que transformarán diversos aspectos de nuestra vida diaria, desde la educación y el trabajo hasta el entretenimiento y la interacción social. Mi visión de este próximo futuro es la integración de lo digital con lo físico, con un enfoque práctico y accesible que destaque la importancia de la computación espacial en la creación de un mundo donde las barreras entre lo real y lo virtual serán cada vez más borrosas.

El metaverso, aunque sea un concepto amplio, está destinado a desarrollarse rápidamente en los próximos años, consolidándose como el nuevo estadio del ecosistema digital global. Uno de los avances más esperados es la interoperabilidad de las plataformas, que como hemos visto supondrá la creación de estándares comunes que permitirán una experiencia más fluida y cohesiva para los usuarios. Los avatares, objetos virtuales y activos digitales podrán moverse sin problemas entre diferentes entornos virtuales, facilitando una integración más completa de nuestras identidades digitales.

La tecnología *blockchain* desempeñará un papel crucial en el desarrollo del metaverso, especialmente en términos de propiedad y comercio digital. Los NFT permitirán a los usuarios poseer, vender y transferir activos digitales de manera segura y transparente, fomentando una economía virtual robusta. Este avance no solo impactará en el entretenimiento y las artes, sino que también abrirá nuevas oportunidades en sectores como el inmobiliario virtual y el comercio electrónico.

Y un último desarrollo que es importante destacar y tener en cuenta, son los avances en el campo de BCI que están comenzando a tener un papel crucial, permitiendo formas de interacción más intuitivas y naturales. Estos dispositivos traducen las señales cerebrales en comandos digitales, abriendo un nuevo horizonte de posibilidades tanto para la accesibilidad como para la mejora de la UX en el metaverso. Por ejemplo, personas con discapacidades físicas graves podrían interactuar con entornos virtuales y dispositivos digitales simplemente utilizando sus pensamientos, lo que les brinda una independencia sin precedentes y mejora significativamente su calidad de vida.

3. Oportunidades y riesgos del metaverso

El ecosistema digital que conforma este Internet en 3D se ha asociado en sus inicios a las experiencias de entretenimiento, ya que los primeros mundos virtuales no interoperables, denominados *protometaversos*, tienen la mayoría de las veces el aspecto de los videojuegos tradicionales. Pero estas experiencias inmersivas poseen aplicaciones prácticas muy variadas y significativas y, junto a los dispositivos y las plataformas que los soportan, están redefiniendo la forma en que interactuamos con el contenido digital. De hecho, la evolución de la tecnología de realidad mixta y la computación espacial están llevando el concepto de metaverso más allá de la simple visualización hacia una experiencia completamente envolvente y multisensorial. La capacidad de experimentar y manipular entornos digitales de manera intuitiva y natural está transformando todas las áreas económicas, como la educación, la medicina, la arquitectura y la industria, ofreciendo nuevas posibilidades que antes eran inimaginables.

En la educación, por ejemplo, puede ofrecer entornos de aprendizaje inmersivos en los que los estudiantes puedan interactuar con contenidos de manera más directa y significativa. Imagina aprender sobre la historia antigua caminando virtualmente por una recreación precisa de Roma o estudiar biología explorando un modelo tridimensional de una célula. Las posibilidades son vastas y emocionantes.

En el ámbito del trabajo, el metaverso podría redefinir los conceptos de oficina y lugar de trabajo. Con la posibilidad de crear espacios de trabajo virtuales, las empresas podrían reunir a empleados de todo el mundo en entornos colaborativos sin las limitaciones de la geografía. Las reuniones virtuales podrían hacerse más interactivas y productivas, superando las limitaciones de las videoconferencias tradicionales.

La industria también se beneficiará enormemente del metaverso. Las fábricas y plantas de producción pueden utilizar simulaciones virtuales para optimizar procesos y mejorar la eficiencia. Los ingenieros y diseñadores podrán trabajar en modelos tridimensionales de productos, realizando ajustes y pruebas en un entorno virtual antes de la producción física. Esto no solo reduce los costes y el tiempo de desarrollo, sino que también minimiza los riesgos asociados a la creación de prototipos físicos. Además, la capacitación de los empleados en entornos de simulación realistas mejorará la seguridad y la competencia en el manejo de maquinaria compleja.

En el campo de la medicina, el metaverso tiene el potencial de revolucionar la atención sanitaria. Los médicos podrían utilizar la RV para realizar cirugías simuladas, perfeccionando sus habilidades en un entorno controlado antes de operar a pacientes reales. Las consultas médicas virtuales podrían ofrecer a los pacientes acceso a atención especializada sin importar su ubicación geográfica. Además, los pacientes podrían beneficiarse de terapias de RV para el tratamiento de condiciones como el estrés postraumático, el dolor crónico y las fobias. Estas aplicaciones no solo mejorarán la calidad de la atención, sino que también harán que los servicios médicos sean más accesibles y eficientes.

La arquitectura se verá profundamente impactada por el metaverso. Los arquitectos y diseñadores podrán crear y explorar modelos virtuales de sus proyectos, permitiendo una visualización detallada y precisa antes de la construcción física. Los clientes podrán caminar virtualmente por sus futuros hogares u oficinas, proporcionando retroalimentación en tiempo real y realizando cambios antes de que se inicie la construcción. Esta capacidad de visualizar y modificar diseños en un entorno virtual reducirá los errores y los costes, al tiempo que mejorará la satisfacción del cliente.

El comercio también se transformará con el metaverso. Las tiendas virtuales permitirán a los consumidores explorar y comprar productos en un entorno tridimensional, proporcionando una experiencia de compra más inmersiva y personalizada. Los minoristas podrán crear tiendas virtuales que ofrezcan experiencias únicas, como desfiles de moda virtuales o probadores de ropa virtuales, donde los clientes pueden ver cómo les queda la ropa antes de realizar una compra. Además, las marcas podrán utilizar el metaverso para crear campañas de marketing innovadoras y eventos interactivos que atraigan a una audiencia global.

Sin embargo, con todas estas oportunidades vienen también desafíos importantes. A medida que más aspectos de nuestra vida se trasladan al metaverso, proteger la información personal y garantizar la seguridad de los usuarios será crucial. Esto requerirá no solo tecnologías avanzadas de seguridad, sino también una regulación adecuada y políticas claras para proteger a los usuarios. Las vulnerabilidades en la seguridad pueden ser explotadas por ciberdelincuentes, lo que podría resultar en robo de identidad, fraudes y otras formas de abuso. Por tanto, es esencial implementar medidas robustas de ciberseguridad que incluyan encriptación de datos, autenticación multifactor (MFA) y sistemas de monitoreo continuo para detectar y neutralizar amenazas en tiempo real.

Otro desafío es la accesibilidad. Para que el metaverso sea verdaderamente inclusivo, debe ser accesible para personas de todas las edades, capacidades y contextos socioeconómicos. Esto implica desarrollar interfaces intuitivas y asequibles, así como garantizar que las infraestructuras necesarias estén disponibles para todos. La brecha digital es una barrera significativa que debe ser abordada para evitar que el metaverso se convierta en un espacio excluyente. Además, es fundamental diseñar interfaces que consideren las necesidades de personas con discapacidades, asegurando que puedan interactuar plenamente con los entornos virtuales mediante tecnologías de asistencia como la voz, los gestos y las BCI.

Un tercer desafío crucial es la cuestión de la propiedad y el control de los datos dentro del metaverso. A medida que los usuarios crean y poseen activos digitales, surge la pregunta de quién tiene el control sobre estos bienes y cómo se regula su uso y transferencia. Las tecnologías *blockchain*, como los NFT, ofrecen una posible solución al proporcionar una forma transparente y segura de verificar la propiedad y las transacciones. Sin embargo, la implementación de estos sistemas a gran escala presenta retos técnicos y legales significativos. Será necesario establecer marcos legales claros y acuerdos internacionales para regular la propiedad digital y proteger los derechos de los usuarios en el metaverso, evitando monopolios y asegurando un entorno digital justo y equitativo.

Además, la sostenibilidad es otro desafío importante que debe ser considerado. La infraestructura tecnológica necesaria para soportar el metaverso requiere una cantidad significativa de recursos energéticos. Los servidores, los centros de datos y los dispositivos de RV y RA consumen mucha energía, lo que podría tener un impacto ambiental considerable. Para que el metaverso sea sostenible a largo plazo, será crucial desarrollar tecnologías más eficientes en términos de energía y promover el uso de fuentes de energía renovable. También será necesario implementar prácticas de diseño sostenible en el desarrollo de *hardware* y *software* para minimizar la huella ecológica de estas tecnologías emergentes.

«El metaverso tiene el potencial de ser una revolución digital comparable a la llegada de Internet, pero su éxito dependerá de nuestra capacidad para abordar estos desafíos y construir un espacio inclusivo y seguro para todos».

Según exploramos y damos forma a este nuevo horizonte digital, debemos mantener un enfoque crítico y reflexivo. El metaverso ofrece increíbles oportunidades, pero también plantea preguntas importantes sobre nuestra relación con la tecnología y el tipo de futuro que queremos construir. En este punto creo que es pertinente decir que el enfoque tecnoantropocéntrico es fundamental para que el metaverso se convierta en una fuerza positiva en nuestras vidas.

En última instancia, el metaverso es más que una tecnología; es una extensión de nuestra propia creatividad y de nuestro deseo de conexión. Como cualquier herramienta poderosa, su valor dependerá de cómo lo utilicemos y de los principios que guíen su desarrollo. Si logramos construir un metaverso que priorice la inclusión, la seguridad y la creatividad, estaremos dando un gran paso hacia un futuro en el que la tecnología realmente esté al servicio del ser humano.

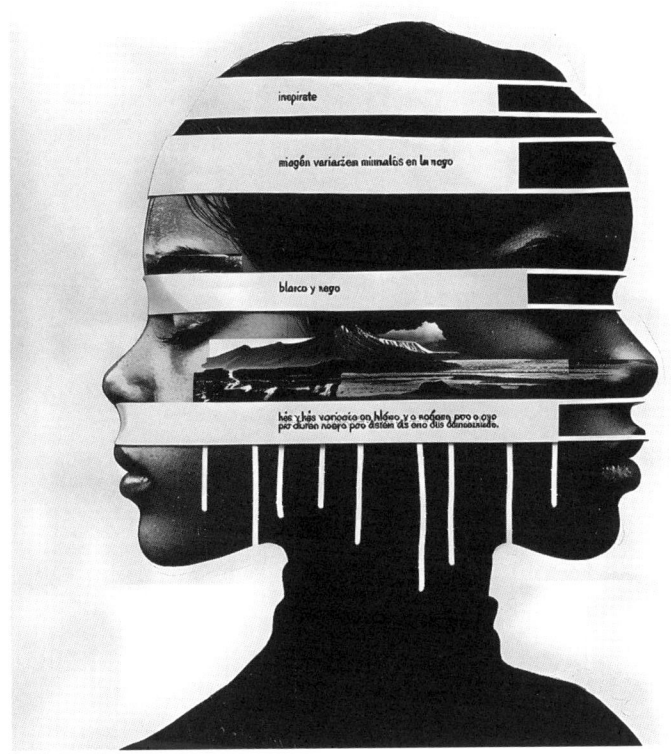

«En el metaverso, la identidad no tiene límites. Eres quien quieres ser, libre de prejuicios y barreras».

EXTIENDE

6
Explorando el potencial del metaverso

1. Ampliación de las experiencias sociales y culturales

El metaverso está democratizando la cultura y el aprendizaje. Museos como el Louvre y el Smithsonian ofrecen ahora visitas virtuales inmersivas, posibilitando a cualquier persona explorar sus vastas colecciones desde casa. Festivales de cine como Cannes o Sundance se han expandido a salas virtuales, donde los espectadores pueden disfrutar de películas y debates con cineastas de todo el mundo.

«El metaverso no es solo un lugar, es un puente que conecta culturas y mentes, trascendiendo las limitaciones del mundo físico».

Conciertos, conferencias y exposiciones se reinventan en el metaverso, eliminando barreras de distancia y costes. Un concierto de Coldplay en un estadio virtual con fanes de todos los rincones del planeta o una conferencia sobre cambio climático con expertos y activistas de diferentes continentes que interactúan en tiempo real son solo algunas de las posibilidades que ofrece este nuevo ecosistema digital.

El metaverso es una plataforma única que trasciende las limitaciones geográficas, facilitando a las personas de todo el mundo interactuar en tiempo real. Comunidades globales se forman, conectando a individuos con intereses y pasatiempos similares, sin importar su ubicación física. Grupos de aficionados a juegos de mesa se reúnen en tabernas virtuales para compartir partidas épicas, mientras que programadores de diferentes países colaboran en proyectos de código abierto en espacios de trabajo virtuales. Estas interacciones enriquecen la vida social de las personas y promueven un entendimiento cultural más profundo, desafiando las barreras tradicionales de distancia y tiempo.

Además, tiene una capacidad admirable para crear espacios virtuales inclusivos en los que las personas pueden expresar su identidad de manera auténtica, sin temor a la discriminación o al prejuicio. A través de avatares personalizables y entornos adaptativos, los usuarios pueden representar sus identidades de una manera que refleje verdaderamente quiénes son. Por ejemplo, una persona que se identifica con una cultura específica puede vestir a su avatar con trajes tradicionales y participar en festivales culturales virtuales, o una persona con discapacidad puede crear un avatar que refleje su cuerpo ideal y participar en actividades que serían difíciles o imposibles en el mundo físico. Esta capacidad de interacción global y representación auténtica facilita un sentido de pertenencia y aceptación, promoviendo un entorno en el que se valoran la diversidad y la inclusión.

Estas características contribuyen a una comunidad digital rica y diversa que abre nuevas posibilidades para la interacción y la conexión humana más allá de las limitaciones del mundo físico. En estos espacios virtuales, la distancia deja de ser un obstáculo y las conexiones personales se fortalecen a través de experiencias compartidas en entornos inmersivos. Es importante entender que el metaverso no es solo un lugar; es un puente que conecta culturas y mentes, trascendiendo las limitaciones del mundo físico y creando un vasto campo de posibilidades inexploradas para la interacción humana.

Para la cultura y la educación, las realidades inmersivas han sido una nueva forma disruptiva de permitir que los ciudadanos se transporten a lugares y participen en eventos que, de otro modo, serían inaccesibles. Prácticamente todos los museos importantes del mundo han abierto sus puertas virtuales, habilitando que cualquier persona, independentemente de su ubicación geográfica, idioma o recursos económicos, explore sus vastas colecciones de arte, historia y ciencia. Los visitantes pueden pasear por las galerías virtuales, admirar obras maestras en detalle y acceder a información adicional a través de guías interactivas y contenido multimedia.

Sitios históricos como la antigua ciudad de Pompeya, Abu Simbel o el Partenón de Atenas pueden ser explorados virtualmente, lo que ofrece una experiencia educativa y emocionante que va más allá de las páginas de un libro de texto. Los usuarios pueden caminar por las calles de Pompeya, observar los detalles de los edificios y aprender sobre la vida cotidiana en la legendaria Roma, el antiguo Egipto o en tiempos del Partenón, admirar la arquitectura y las esculturas y descubrir la historia y la mitología que rodean icónicos monumentos. Estas experiencias inmersivas no solo amplían nuestro conocimiento, sino que también fomentan un aprecio más profundo por la historia y la cultura. No hay aprendizaje más memorable que aquel que se vive.

«El metaverso nos permite explorar el pasado viviéndolo, transformando por completo la educación y el cómo aprendemos, recordamos y nos relacionamos con el conocimiento».

Imaginemos a un grupo de personas de diferentes países y condiciones que se reúnen para una experiencia inmersiva conjunta de visita al templo de Abu Simbel. Entre ellos hay un japonés, un brasileño, una italiana, un estadounidense y una mujer en silla de ruedas de Finlandia. A pesar de hablar distintos idiomas y tener diferentes capacidades físicas, todos se conectan al metaverso y eligen sus avatares personalizados. Dentro de este entorno virtual, trascienden sus limitaciones geográficas y físicas: la mujer en silla de ruedas se desplaza libremente, y las barreras del idioma se superan mediante traducción automática en tiempo real. Juntos exploran los majestuosos templos de Abu Simbel, maravillándose con los detalles arquitectónicos y la historia compartida por un asistente guía virtual con superinteligencia. La experiencia es rica y conjunta, lo que les posibilita interactuar y compartir impresiones como si estuvieran físicamente juntos. Esta vivencia no solo los une a nivel mental y emocional, sino que también demuestra el potencial del metaverso para crear conexiones humanas más allá de las barreras actuales de la sociedad.

Otro aspecto importante del potencial del metaverso son las nuevas formas de arte y creatividad que ofrece al proporcionar un lienzo ilimitado donde los artistas recorren vastos terrenos inexplorados de expresión digital. Los creadores ya no están restringidos por los límites físicos de los materiales tradicionales y pueden utilizar tecnologías avanzadas para producir obras de arte dinámicas y envolventes. En estos entornos virtuales, se desarrollan galerías de arte completamente nuevas, donde las obras no solo se exhiben, sino que también interactúan con los espectadores. Se pueden crear experiencias multisensoriales que combinan imágenes, sonido y movimiento para involucrar a la audiencia de maneras únicas y sin precedentes. Un ejemplo notable es la existencia de exposiciones de RA y RA en las que los visitantes pueden caminar entre las obras de arte, manipularlas y experimentar la sensación de estar dentro de una pintura. Además, las herramientas colaborativas permiten a artistas de todo el mundo trabajar juntos en tiempo real, creando obras conjuntas que reflejan una mezcla de estilos y culturas, todo sin las limitaciones impuestas por la distancia física. Esta capacidad de cocreación global no solo amplía los límites del arte, sino que también fomenta una comunidad creativa más inclusiva y diversa.

«El metaverso abre un nuevo capítulo en la historia del arte en el que la creatividad no conoce fronteras físicas, idiomáticas, culturales ni conceptuales».

También facilita la conexión emocional con el patrimonio cultural al permitir que los usuarios experimenten la historia de manera interactiva. Por ejemplo, un recorrido virtual por las Pirámides de Giza puede incluir no solo una visión detallada de cómo se construyeron, sino también reconstrucciones animadas que muestran la vida cotidiana de los trabajadores y cómo vivían y se relacionaban en su día a día, con la posibilidad de llegar a ser uno de ellos y de experimentar esos momentos en primera persona. Este enfoque interactivo no solo educa, sino que también sensibiliza a las personas sobre la importancia de preservar nuestro patrimonio cultural. Además, estas experiencias pueden ser ultrapersonalizadas para diferentes audiencias, desde turistas curiosos hasta estudiantes de historia, proporcionando niveles de detalle y contexto adaptados a cada grupo. La tecnología de RV y RA facilita a los usuarios no solo ver, sino también *sentir* la historia, transformando la manera en que nos relacionamos con nuestro pasado y entendemos su impacto en el presente.

Esta capacidad de recrear y preservar sitios históricos también tiene implicaciones significativas para la conservación. Al digitalizar estos lugares, se crea una copia exacta que puede ser estudiada y disfrutada sin riesgo de daño físico. Esto es particularmente importante para sitios en peligro de deterioro o destrucción, ya que asegura que las futuras generaciones puedan experimentar y aprender de estos lugares, incluso si los originales ya no existen. La combinación de educación, preservación y accesibilidad que ofrece el metaverso representa un avance significativo en cómo valoramos y protegemos nuestro patrimonio cultural.

2. Oportunidades económicas y laborales en el metaverso

El metaverso no solo está transformando nuestras experiencias sociales y culturales, sino que también está generando un vasto campo de oportunidades económicas y laborales. En esta nueva dimensión, se están desarrollando economías virtuales que funcionan en paralelo con la economía del mundo físico, ofreciendo nuevas formas de generar ingresos y empleos que antes no existían.

Uno de los aspectos más destacados del metaverso es la creación de bienes y servicios virtuales. Los usuarios pueden comprar, vender e intercambiar activos digitales, como bienes raíces virtuales, objetos de colección, avatares personalizados y otros productos virtuales. Plataformas como Decentraland y The Sandbox permiten a los usuarios adquirir terrenos virtuales y construir sobre ellos, generando valor a través de la creación de experiencias únicas y personalizadas. Estos bienes virtuales pueden tener un valor significativo, y las transacciones en estas plataformas a menudo se realizan utilizando criptomonedas, lo que añade una capa adicional de complejidad y oportunidad económica. Un ejemplo notable es el de una empresa de diseño de interiores virtual que crea y vende diseños personalizados para las casas digitales de los usuarios, generando ingresos sustanciales y estableciendo una nueva categoría de servicios.

Las oportunidades laborales en el metaverso son igualmente diversas. A medida que las plataformas virtuales se expanden, la demanda de profesionales con habilidades especializadas en tecnología, diseño y gestión de comunidades virtuales está en aumento. Los desarrolladores de *software*, diseñadores de UX, artistas 3D y especialistas en RV y RA son algunos de los roles más demandados en este nuevo ecosistema. Además, están surgiendo nuevas profesiones, como los guías turísticos virtuales, arquitectos de mundos virtuales y moderadores de comunidades en línea, que no existían antes del advenimiento del metaverso. Estos roles no solo son fundamentales para el funcionamiento y la expansión del metaverso, sino que también representan nuevas oportunidades de carrera para miles de personas en todo el mundo.

El metaverso también está creando oportunidades para emprendedores y pequeñas empresas. Las tiendas virtuales permiten a los emprendedores vender productos digitales y físicos a una audiencia global sin los costes asociados a una tienda física. Además, las empresas pueden utilizar el metaverso para crear experiencias de marca inmersivas, organizar eventos y promociones y conectar con sus clientes de maneras más interactivas y atractivas. Por ejemplo, una empresa de moda puede organizar un desfile de moda virtual donde los asistentes pueden comprar los diseños directamente desde la pasarela virtual. Esto no solo proporciona una nueva plataforma de ventas, sino que también permite a las marcas interactuar con sus clientes de una manera más personal y directa.

Las empresas tradicionales también están explorando el metaverso como una nueva frontera para sus operaciones. Industrias como la educación, la salud y la manufactura están utilizando entornos virtuales para capacitación, simulaciones y colaboraciones remotas. Las empresas pueden crear oficinas virtuales donde los empleados pueden reunirse y colaborar en un entorno tridimensional, mejorando la interacción y la productividad en el trabajo remoto. Esto es especialmente relevante en un mundo pospandemia, donde el trabajo remoto se ha convertido en una norma y las organizaciones buscan nuevas maneras de mantener la cohesión y la eficiencia del equipo. Un ejemplo es una compañía de manufactura que utiliza simulaciones en el metaverso para capacitar a sus empleados en nuevas técnicas y procesos, reduciendo costes y mejorando la eficiencia operativa.

La expansión del teletrabajo y la colaboración remota en el metaverso está redefiniendo el panorama laboral. Herramientas de colaboración virtual como reuniones holográficas y espacios de trabajo compartidos permiten a los equipos trabajar juntos de manera más efectiva sin las limitaciones del espacio físico. Esto no solo facilita la comunicación y la cooperación entre los empleados, sino que también abre nuevas posibilidades para la contratación global, permitiendo a las empresas acceder a un talento diverso y disperso geográficamente.

El metaverso está creando nuevos mercados virtuales para bienes y servicios digitales. Estos mercados operan de manera similar a los mercados físicos, pero con la ventaja de la accesibilidad global y la ausencia de limitaciones físicas. Los usuarios pueden comprar y vender una amplia gama de productos, desde artículos de moda digital hasta terrenos virtuales, todo dentro del entorno del metaverso. Esto ha dado lugar a una economía vibrante y dinámica en la que la innovación y la creatividad son recompensadas. La economía de creadores es un componente clave de este ecosistema que ofrece oportunidades para los creadores de contenido digital y los desarrolladores de experiencias en el metaverso. Los artistas, músicos y diseñadores pueden monetizar sus creaciones de nuevas maneras, llegando a audiencias globales sin las barreras tradicionales del mercado.

El uso de criptomonedas y *tokens* para transacciones económicas en el metaverso está revolucionando la forma en que se realizan las transacciones. Las criptomonedas permiten pagos rápidos y seguros, eliminando la necesidad de intermediarios y reduciendo los costes de transacción. Además, los NFT están permitiendo a los creadores monetizar sus obras de manera única y verificable, asegurando la autenticidad y propiedad de los bienes digitales. Un ejemplo significativo es la venta de obras de arte digitales en forma de NFT, que ha generado millones de dólares para los artistas y ha creado un nuevo mercado para el arte digital.

A pesar de las vastas oportunidades, también hay desafíos significativos que deben ser abordados. La regulación y la gobernanza del metaverso son áreas críticas que necesitan atención. La economía del metaverso está en gran medida no regulada, lo que puede llevar a problemas de fraude, piratería y otras actividades ilícitas. Es esencial desarrollar un marco regulatorio que proteja a los consumidores y garantice transacciones justas y transparentes. Las instituciones financieras y los Gobiernos deben colaborar para establecer normativas que aseguren la integridad y seguridad de las transacciones en el metaverso, proporcionando confianza a los usuarios y estabilidad al mercado.

Otro desafío es la equidad y el acceso. Aunque el metaverso ofrece oportunidades sin precedentes, existe el riesgo de que se convierta en un espacio elitista accesible solo para aquellos con recursos tecnológicos y financieros. Es importante fomentar la inclusión digital y asegurar que las oportunidades económicas y laborales en el metaverso estén abiertas a todos, independientemente de su situación socioeconómica. Esto puede lograrse mediante iniciativas de educación y capacitación que equipen a las personas con las habilidades necesarias para participar en esta nueva economía. Por ejemplo, programas de formación en tecnologías emergentes y talleres de emprendimiento digital pueden ayudar a cerrar la brecha digital y proporcionar a las personas las herramientas que necesitan para prosperar en el metaverso.

El metaverso también está impulsando la innovación en la educación y la capacitación. La necesidad de nuevas habilidades para participar en la economía del metaverso está llevando a la creación de programas educativos especializados que preparan a las personas para roles emergentes en este nuevo ecosistema. Las universidades y centros de formación están ofreciendo cursos en desarrollo de RV, diseño de experiencias inmersivas y gestión de comunidades virtuales, entre otros. Estos programas no solo preparan a los estudiantes para las oportunidades laborales del futuro, sino que también fomentan una cultura de innovación y adaptación continua.

Las plataformas educativas en el metaverso permiten una formación continua y adaptable a las necesidades del mercado laboral. Los profesionales pueden acceder a cursos y programas de desarrollo profesional sin importar su ubicación, manteniéndose actualizados con las últimas tendencias y tecnologías. Por ejemplo, un diseñador de UX puede tomar un curso avanzado en diseño de interfaces de RA desde su hogar, mejorando sus habilidades y aumentando su competitividad en el mercado laboral.

En resumen, el metaverso está emergiendo como un potente motor de oportunidades económicas y laborales. Con la creación de bienes y servicios virtuales, nuevas profesiones y oportunidades para el emprendimiento, está redefiniendo el panorama económico. Sin embargo, para aprovechar plenamente su potencial, es esencial abordar los desafíos de regulación, equidad y acceso, asegurando que esta nueva dimensión beneficie a todos por igual.

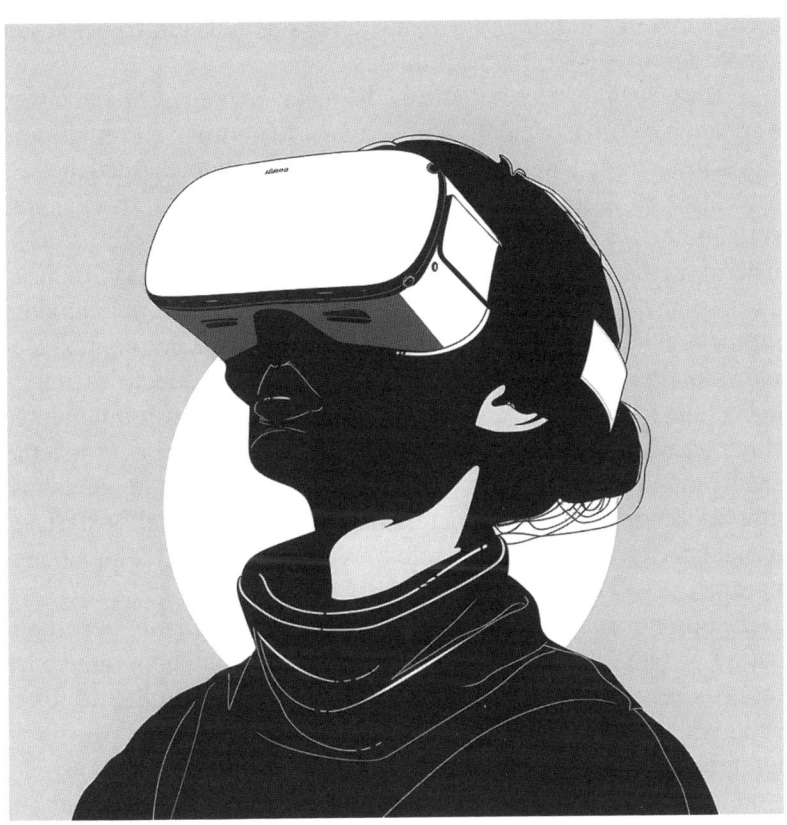

«Uno de los mayores beneficios del metaverso en la educación es la creación de aulas virtuales completamente interactivas».

3. Educación y aprendizaje continuo en el entorno metavérsico

El metaverso está revolucionando el campo de la educación y el aprendizaje continuo, ofreciendo nuevas formas de enseñanza y capacitación que trascienden las limitaciones del aula tradicional. En este entorno virtual, los estudiantes y profesionales pueden acceder a experiencias de aprendizaje inmersivas, interactivas y personalizadas que mejoran significativamente la retención de información y la comprensión de conceptos complejos.

Uno de los mayores beneficios del metaverso en la educación es la creación de aulas virtuales interactivas. Estas aulas permiten una educación a distancia inmersiva donde los estudiantes pueden asistir a clases en entornos tridimensionales, participar en discusiones en tiempo real y colaborar con compañeros y profesores como si estuvieran presentes físicamente. Las aulas virtuales pueden replicar el ambiente de una clase tradicional o crear entornos completamente nuevos que mejoren la experiencia educativa. Por ejemplo, una clase de biología podría llevarse a cabo dentro de un modelo virtual de una célula, permitiendo a los estudiantes explorar sus componentes de manera detallada y realista. Imagina una lección sobre el sistema solar donde los estudiantes pueden *viajar* a través de los planetas, observando de cerca sus características y condiciones atmosféricas, lo cual hace el aprendizaje no solo más interactivo sino también memorable.

El aprendizaje en el metaverso también es altamente personalizado. Las plataformas de educación virtual pueden adaptarse a las necesidades y preferencias individuales de cada estudiante, ofreciendo contenido y actividades que se ajustan a su ritmo y estilo de aprendizaje. Los algoritmos de IA pueden analizar el progreso del estudiante y proporcionar retroalimentación en tiempo real, identificando áreas de mejora y sugiriendo recursos adicionales. Se asegura de esta forma que cada estudiante recibe la atención y el apoyo necesarios para alcanzar su máximo potencial. Por ejemplo, un estudiante que tiene dificultades con las matemáticas puede recibir lecciones adicionales y ejercicios personalizados que se enfocan en sus áreas problemáticas, mientras que un estudiante avanzado puede acceder a contenido más desafiante y proyectos especiales.

El uso de simulaciones y entornos de aprendizaje práctico es otro aspecto revolucionario del metaverso. Estas tecnologías permiten a los estudiantes participar en simulaciones realistas que replican situaciones del mundo real, mejorando la comprensión y la retención de información. Por ejemplo, los estudiantes de medicina pueden practicar cirugías en pacientes virtuales, los ingenieros pueden diseñar y probar estructuras en entornos simulados y los historiadores pueden explorar recreaciones detalladas de eventos históricos. Estas experiencias prácticas no solo hacen el aprendizaje más atractivo, sino que también permiten a los estudiantes aplicar sus conocimientos en contextos prácticos y realistas. Un curso de ciencias puede incluir una simulación donde los estudiantes realizan experimentos de química en un laboratorio virtual, observando las reacciones en tiempo real y entendiendo mejor los conceptos teóricos.

El metaverso tiene el potencial de revolucionar la educación al superar limitaciones tradicionales como las distancias físicas y los costos económicos. Gracias a entornos virtuales avanzados, estudiantes de cualquier parte del mundo pueden acceder a recursos educativos de calidad, impartidos por instituciones de prestigio. Tecnologías como la traducción simultánea eliminan las barreras del idioma, permitiendo una experiencia de aprendizaje inclusiva y accesible. Por ejemplo, un estudiante en una región remota puede participar en clases internacionales, interactuando con compañeros de diversas culturas y ampliando su perspectiva global.

Otra ventaja del metaverso es la posibilidad de conectar estudiantes de diferentes lugares para trabajar en proyectos conjuntos. Estas plataformas fomentan el intercambio de ideas y el aprendizaje colaborativo, donde los participantes pueden contribuir desde sus propias realidades culturales y académicas. Por ejemplo, un equipo internacional de estudiantes puede desarrollar un proyecto científico utilizando herramientas virtuales que les permitan experimentar y compartir resultados de manera dinámica y enriquecedora.

El ámbito profesional también encuentra en el metaverso un espacio para el desarrollo continuo. Programas especializados en áreas emergentes, como realidad virtual o inteligencia artificial, ofrecen a los profesionales la oportunidad de mantenerse actualizados y preparados para los desafíos del mercado laboral. Por ejemplo, un ingeniero de *software* puede perfeccionar sus habilidades mediante cursos avanzados en un entorno inmersivo que simula situaciones del mundo real, mejorando así su competitividad.

Además, las plataformas educativas en el metaverso integran recursos multimedia como modelos 3D y simulaciones interactivas, que transforman la forma de enseñar y aprender. Una clase de historia puede incluir recreaciones inmersivas de eventos históricos, mientras que una lección de biología puede permitir a los estudiantes explorar el cuerpo humano de manera detallada e interactiva. Estas herramientas hacen que el aprendizaje sea más visual y accesible, promoviendo una comprensión más profunda de los conceptos.

El metaverso también redefine la capacitación laboral mediante simulaciones prácticas que optimizan el aprendizaje y reducen riesgos. Empresas de manufactura, por ejemplo, pueden entrenar a sus empleados en el uso de nuevas tecnologías a través de entornos virtuales seguros, mientras que los simuladores de vuelo ofrecen una formación realista para pilotos sin necesidad de utilizar aeronaves reales. Estas soluciones personalizan la experiencia según las necesidades de cada profesional, maximizando su efectividad.

Por último, el metaverso promueve la colaboración entre profesionales de diferentes disciplinas y regiones. Estas conexiones enriquecen la investigación y el intercambio de conocimientos, especialmente en áreas críticas como la medicina, donde el trabajo conjunto puede generar avances significativos. Por ejemplo, especialistas de distintos países pueden colaborar en proyectos de investigación, utilizando herramientas virtuales para compartir hallazgos y generar soluciones innovadoras.

En conjunto, el metaverso ofrece un espacio único que combina aprendizaje interactivo, capacitación práctica y colaboración global. No obstante, para garantizar que sus beneficios alcancen a todos, es necesario abordar desafíos como la equidad en el acceso y la inclusión. Esto requerirá la cooperación de gobiernos, instituciones educativas, empresas y sociedad civil para construir un entorno que sea accesible, seguro y enriquecedor para todos.

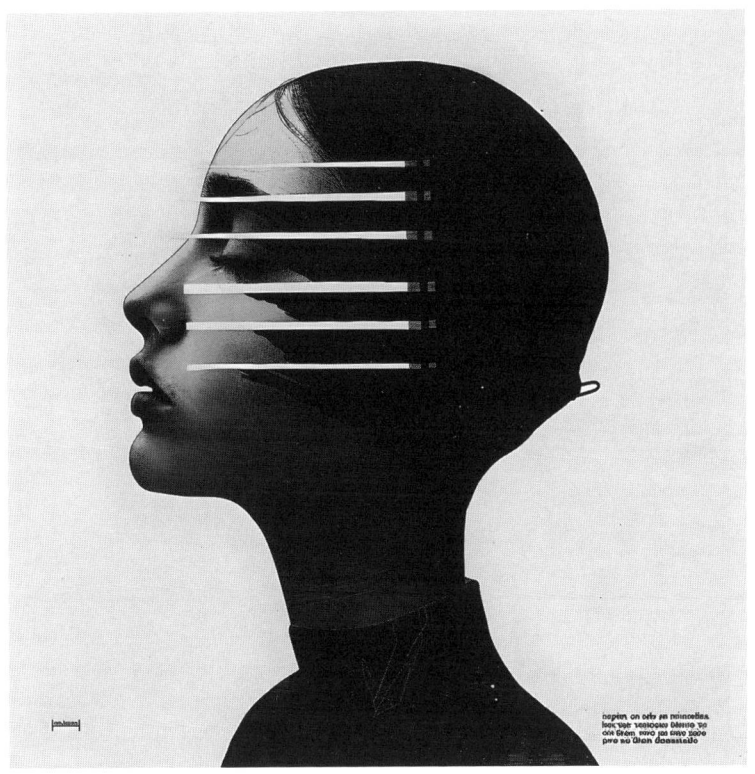

«La IA puede integrarse de manera invisible en el metaverso, trabajando en segundo plano para analizar datos y personalizar experiencias sin que los usuarios sean conscientes».

EXTIENDE

7
Inteligencia artificial en el metaverso

1. La inteligencia artificial como facilitadora de experiencias personalizadas

A lo largo de la historia, las tecnologías han transformado la manera en que los seres humanos experimentan el mundo, desde la rueda hasta la imprenta. En la era del metaverso, la inteligencia artificial desempeña ese papel de cambio, actuando como la arquitecta invisible que adapta los entornos virtuales a las características, gustos y comportamientos individuales. Esta capacidad de personalización convierte al metaverso en un espacio dinámico donde cada usuario puede habitar una versión única y continuamente ajustada a sus necesidades.

La IA en el metaverso no solo analiza datos para ofrecer recomendaciones, sino que reconfigura entornos en tiempo real, optimizando experiencias y creando una sensación de pertenencia. Por ejemplo, un usuario interesado en música electrónica no solo recibe sugerencias de eventos, sino que encuentra un entorno adaptado con diseños, sonidos y actividades afines. Este nivel de personalización también se extiende a la educación, donde los algoritmos ajustan los planes de estudio al ritmo y las necesidades del estudiante. Un aula virtual puede ofrecer modelos 3D interactivos o explicaciones detalladas para reforzar áreas de dificultad, haciendo que el aprendizaje sea inmersivo y efectivo.

En el ámbito del marketing, la IA transforma las estrategias tradicionales al ajustar dinámicamente las campañas publicitarias según las preferencias instantáneas de los usuarios. Una tienda virtual, por ejemplo, puede mostrar productos adaptados al estilo y las necesidades del consumidor, mejorando tanto la experiencia de compra como la satisfacción del cliente. Este enfoque no solo segmenta audiencias, sino que crea interacciones altamente personalizadas y relevantes.

Además, la IA desempeña un papel clave en las interacciones sociales dentro del metaverso. Analiza intereses y comportamientos, conecta a usuarios con afinidades compartidas, fomentando comunidades digitales más sólidas. Un fotógrafo aficionado puede encontrar eventos, grupos y exposiciones adaptados a su pasión, ampliando su red y enriqueciendo su experiencia en el espacio virtual.

La integración de la IA en el metaverso puede ser tanto visible como invisible. En algunos casos, trabaja discretamente en segundo plano, analizando datos y ajustando entornos sin que el usuario lo perciba. En otros, se manifiesta como avatares interactivos que ofrecen orientación personalizada, ya sea actuando como guías en un museo virtual, asistentes en una tienda o acompañantes en actividades sociales. Esta dualidad refuerza la capacidad de la IA para optimizar cada aspecto del metaverso según las necesidades del usuario.

En última instancia, la IA es el núcleo que impulsa la evolución del metaverso, adaptando, optimizando y reinventando experiencias para cada individuo. Su capacidad para aprender y ajustar en tiempo real transforma este ecosistema en un espacio fluido y accesible, donde las posibilidades son tan diversas como los usuarios que lo habitan. Desde la educación hasta el entretenimiento, la IA convierte la visión de un metaverso personalizado en una realidad tangible.

Cabe destacar que una de las mayores aportaciones de la IA en el metaverso personalizado se está desarrollando en áreas como la creatividad y la producción de contenido. Los usuarios ahora pueden diseñar espacios virtuales únicos utilizando herramientas asistidas por IA, que sugieren combinaciones de colores, texturas y disposiciones basadas en las preferencias del creador. Esto democratiza el diseño digital, permitiendo que cualquier persona, independientemente de su nivel de experiencia, cree entornos que reflejen su visión personal. Estas capacidades también están redefiniendo sectores como el arte y la arquitectura, donde los modelos generativos crean propuestas innovadoras y adaptativas en tiempo real.

Otro avance significativo que llama la atención y que tiene un futuro prometedor, es el impacto de la IA en la gestión emocional dentro del metaverso. Los sistemas inteligentes pueden analizar el lenguaje, el tono de voz y los patrones de interacción de los usuarios para detectar estados emocionales y ajustar la experiencia en consecuencia. Por ejemplo, si un usuario muestra signos de estrés o fatiga, la IA puede suavizar el entorno, reducir estímulos visuales o sugerir actividades relajantes. Esta capacidad no solo mejora la experiencia individual, sino que también promueve un metaverso más inclusivo, donde las necesidades emocionales de los participantes son atendidas de manera proactiva.

Finalmente, la IA está allanando el camino para la integración de sistemas de gobernanza descentralizada dentro del metaverso. Al gestionar comunidades virtuales, algoritmos pueden moderar interacciones, prevenir comportamientos tóxicos y garantizar un ambiente seguro y equitativo. Además, la IA puede ayudar a los usuarios a participar en decisiones colectivas mediante modelos predictivos que analizan el impacto potencial de diferentes opciones. Este enfoque fomenta la construcción de sociedades digitales donde las voces individuales tienen un peso significativo, promoviendo valores de colaboración, transparencia y justicia en un ecosistema que no deja de evolucionar.

2. Agentes virtuales inteligentes en el metaverso

A medida que el metaverso expande sus fronteras y se convierte en una dimensión esencial de nuestra interacción con el mundo digital, los agentes virtuales inteligentes surgen como facilitadores fundamentales de esa transición. Estos agentes, dotados de inteligencia artificial avanzada, no solo desempeñan el papel de asistentes, sino que actúan como mediadores y guías en entornos virtuales cada vez más complejos y personalizables. En su capacidad de simular comportamientos humanos y gestionar interacciones en tiempo real, los agentes virtuales ofrecen una experiencia profundamente enriquecida, mejorando la navegación y el disfrute del metaverso para millones de usuarios.

«El metaverso no es solo un espacio digital; es una interacción continua entre la tecnología y el ser humano, donde los agentes virtuales juegan el papel de intermediarios inteligentes, facilitando y potenciando nuestras experiencias en estos mundos vastos y en constante cambio».

El núcleo de la funcionalidad de estos agentes radica en sus capacidades de procesamiento de lenguaje natural (PLN), aprendizaje automático y reconocimiento de voz. Estas habilidades les permiten interactuar con los usuarios de una manera similar a cómo lo haría un ser humano, interpretan comandos, responde preguntas y se adapta a las necesidades y preferencias de cada individuo. Un ejemplo clásico es un agente virtual en el entorno educativo, donde puede actuar como un tutor digital. Imagina un estudiante que plantea una pregunta complicada sobre teoría cuántica, y el agente no solo ofrece una respuesta detallada, sino que, además, contextualiza la explicación, guía al estudiante a través de ejemplos prácticos y ejercicios interactivos. Esta capacidad de los agentes para interactuar y proporcionar retroalimentación de manera tan eficiente es solo una pequeña muestra del potencial transformador que tienen en el metaverso.

Pero la función de los agentes no se limita a la interacción educativa. En la esfera comercial, por ejemplo, los agentes virtuales actúan como asistentes personalizados, capaces de ofrecer recomendaciones y guiar a los usuarios en procesos complejos. Imaginemos una tienda de moda dentro del metaverso donde el usuario busca un conjunto de ropa adecuado para un evento. El agente no solo sugiere atuendos en función del estilo y las compras previas del usuario, sino que también ajusta las recomendaciones en tiempo real, tomando en cuenta las últimas tendencias o promociones dentro del ecosistema virtual. Este nivel de personalización facilita una experiencia de compra fluida e incrementa la satisfacción y la lealtad del cliente, haciendo que el comercio en el metaverso sea mucho más atractivo.

«Los agentes virtuales más allá de ser simples herramientas de asistencia, son ecosistemas en sí mismos que actúan y reaccionan en tiempo real, adaptando la experiencia del usuario y creando espacios dinámicos y personalizados».

El impacto de los agentes virtuales en la productividad y la eficiencia dentro del metaverso es significativo. Su capacidad para automatizar tareas repetitivas y administrativas libera a los usuarios de estas responsabilidades, permitiéndoles concentrarse en actividades más estratégicas o creativas. En una oficina virtual dentro del metaverso, un agente puede gestionar la agenda de todo un equipo, organizar reuniones, enviar recordatorios y coordinar la finalización de tareas. Para un equipo de desarrollo de *software*, este tipo de apoyo puede ser invaluable, permitiendo que los programadores se enfoquen en el código y la innovación, mientras que el agente se encarga de la logística diaria. Estos agentes, al actuar como administradores invisibles, permiten que los equipos operen con una mayor cohesión y eficiencia.

En el sector del servicio al cliente, los agentes virtuales son igualmente transformadores. Imagina un usuario navegando por una librería digital en el metaverso. Un agente virtual no solo le recomendará libros basados en sus preferencias previas, sino que también responderá preguntas sobre disponibilidad, precios y ediciones. Además, este agente puede gestionar todo el proceso de pago, haciendo que la transacción sea rápida y eficiente. En este contexto, los agentes no solo resuelven problemas de manera inmediata, también mejoran la experiencia del cliente al proporcionar un servicio personalizado que refleja un entendimiento profundo de sus preferencias y comportamientos.

«La presencia de los agentes virtuales en el metaverso redefine el concepto de atención al cliente, llevándolo a un nivel más profundo y personalizado, donde cada interacción está diseñada para maximizar la satisfacción del usuario».

Otro aspecto crucial de los agentes virtuales es su capacidad para mejorar las experiencias inmersivas en el metaverso. En un parque temático virtual, por ejemplo, un agente puede actuar como guía turístico, proporcionar datos históricos, curiosidades y recomendaciones sobre las atracciones a medida que el usuario explora el entorno. Este tipo de interacción enriquece la experiencia, hace que el usuario se sienta más conectado y comprometido con el entorno virtual. Además, en espacios colaborativos de trabajo, los agentes pueden asistir en la gestión de proyectos y en la coordinación de equipos dispersos geográficamente. Un agente en una agencia de publicidad global podría organizar reuniones virtuales, asegurarse de que las actualizaciones del proyecto se compartan de manera efectiva y coordinar los plazos y entregas entre equipos. Esta función organizativa no solo mejora la eficiencia operativa, sino que también fomenta la cohesión y la colaboración dentro de la organización.

En el campo de la educación, los agentes virtuales han abierto nuevas fronteras. Como tutores digitales, pueden proporcionar asistencia personalizada, adaptándose a las capacidades y ritmos de aprendizaje de cada estudiante. Un agente en una clase de física puede guiar al estudiante a través de conceptos difíciles, ofrecer ejemplos visuales o simulaciones y ajustar las lecciones en función del progreso individual. Este tipo de asistencia no solo facilita una mayor comprensión de los temas complejos, sino que también transforma el proceso educativo en una experiencia inmersiva y motivadora.

La versatilidad de los agentes virtuales se extiende también al marketing y las ventas dentro del metaverso. Estos agentes pueden interactuar con los clientes, realizar demostraciones de productos y asistir en todo el proceso de ventas, mejorando la conversión y aumentando la satisfacción del cliente. Por ejemplo, en un *showroom* de automóviles virtual, un agente puede mostrar las características de los diferentes modelos, responder preguntas técnicas y ayudar al cliente a personalizar su compra. Estas interacciones no solo hacen que la experiencia de compra sea más atractiva, sino que también refuerzan el compromiso del cliente con la marca.

Los agentes virtuales pueden operar de dos maneras principales dentro del metaverso: de manera invisible, integrándose en el entorno sin una representación gráfica explícita, o manifestándose como avatares interactivos. En su forma invisible, los agentes ajustan dinámicamente los entornos y las interacciones, optimizando la experiencia del usuario sin interferir en su inmersión. Por otro lado, cuando se presentan como avatares, proporcionan una presencia tangible que facilita la interacción directa con los usuarios. Estos avatares pueden actuar como moderadores en conferencias, guías en museos o asistentes en tiendas, ofreciendo una asistencia visible y accesible que mejora la experiencia general.

Los agentes virtuales inteligentes representan una parte fundamental en la evolución del metaverso. Su capacidad para personalizar experiencias, automatizar tareas y mejorar la interacción en entornos virtuales los convierte en aliados indispensables para los usuarios. A medida que la inteligencia artificial continúa avanzando, es probable que veamos un crecimiento aún mayor en la sofisticación y el alcance de estos agentes, ampliando las oportunidades para el aprendizaje, el trabajo, el comercio y la interacción social dentro del metaverso.

3. Inteligencia artificial y personalización de contenido en el metaverso

La personalización de contenido en el metaverso no es simplemente una característica adicional, sino una transformación radical en la forma en la que los usuarios interactúan con entornos virtuales. Esta transformación está impulsada por la inteligencia artificial que, al adaptar experiencias y materiales en tiempo real, consigue crear interacciones profundamente individualizadas. Lo que hace que el metaverso sea tan atractivo para los usuarios no es solo su capacidad de inmersión, sino la manera en que se ajusta a sus necesidades, preferencias y comportamientos específicos. En este sentido, la IA se convierte en el arquitecto invisible de experiencias personalizadas, ajustando constantemente el entorno para maximizar la satisfacción y el compromiso.

«La IA, al operar como un motor incansable en el metaverso, convierte cada interacción en algo único y personal, creando no solo una experiencia de usuario, sino una relación continua con los entornos digitales que habita».

Uno de los pilares de esta personalización es la capacidad de la IA para recomendar contenido. A medida que los usuarios exploran el metaverso, la IA aprende de sus acciones, gustos y preferencias, para sugerir eventos, productos e interacciones sociales que coinciden con sus intereses. Imaginemos a un usuario aficionado a la música electrónica. La IA, al identificar esta preferencia, recomendará no solo conciertos de distintos DJ en salas virtuales, sino también eventos temáticos, lanzamientos musicales e incluso comunidades de fans, todo dentro del metaverso. Esta capacidad de anticipar lo que es relevante para cada individuo transforma la experiencia del usuario, haciéndola más envolvente y más gratificante.

Además de estar recomendaciones, es capaz de modificar los entornos en tiempo real para ajustarse a las preferencias de los usuarios. Esto significa que los mundos virtuales pueden cambiar dinámicamente según quién los esté habitando. Pensemos en una tienda virtual que altera su disposición, iluminación y productos mostrados en función de las compras previas del usuario. Alguien interesado en moda urbana verá escaparates que reflejan su estilo, mientras que otro usuario con un gusto más clásico encontrará propuestas diferentes, todo mientras ambos exploran el mismo entorno digital. Esta capacidad de crear experiencias adaptativas y únicas en el metaverso representa un salto cualitativo en la forma en que concebimos la interacción digital.

«Los mundos virtuales en el metaverso son maleables, capaces de ajustarse de manera casi orgánica a las necesidades y deseos de los usuarios, gracias a la inteligencia artificial que, de manera invisible, reorganiza la realidad digital».

La IA también destaca en su capacidad de aprendizaje continuo, lo que le permite perfeccionar y ajustar las experiencias conforme los usuarios interactúan más con el metaverso. A medida que la IA recopila más datos sobre las interacciones de los usuarios, sus algoritmos ajustan las recomendaciones y personalizaciones de manera progresiva. Un usuario que inicialmente disfruta de contenido de acción puede, con el tiempo, ser introducido a otros géneros o temáticas relacionadas que la IA considera relevantes, basándose en sus hábitos de consumo. Esta capacidad de ajustar constantemente la experiencia genera una relación más íntima y personalizada entre el usuario y el metaverso, asegurando que cada interacción sea más relevante que la anterior.

El impacto de la IA no se limita al entretenimiento; en el ámbito educativo, está revolucionando las experiencias de aprendizaje. La IA es capaz de diseñar currículos y materiales adaptados al progreso de cada estudiante, garantizando que reciban la información y los desafíos adecuados en cada momento de su proceso de aprendizaje. Imaginemos a un estudiante que tiene dificultades con las matemáticas. La IA, al identificar estas dificultades, ajustará el contenido, ofreciendo lecciones adicionales y ejercicios específicos para reforzar sus puntos débiles. En cambio, un estudiante más avanzado recibirá tareas más complejas y proyectos que le permitan seguir desarrollando sus habilidades. Esta capacidad para personalizar el aprendizaje según las necesidades individuales transforma la educación en algo más accesible, eficiente y efectivo.

Además de las aulas virtuales, la IA también facilita el aprendizaje colaborativo en el metaverso. Los estudiantes pueden trabajar juntos en proyectos, interactuando en tiempo real y compartiendo recursos, independientemente de su ubicación geográfica. Los algoritmos de IA optimizan estas colaboraciones, sugiriendo ideas y conexiones entre compañeros que comparten intereses o habilidades complementarias. Un grupo de estudiantes de diferentes países puede colaborar en una investigación científica, utilizando herramientas de realidad virtual para experimentar con datos y modelos interactivos. Este tipo de interacción no solo mejora la calidad del aprendizaje, sino que también fomenta una visión global, colaborativa y diversa del conocimiento.

«La IA no se limita a personalizar el aprendizaje en el metaverso, sino que fomenta un entorno donde la colaboración y la creatividad colectiva se convierten en el centro de la experiencia educativa».

El marketing y la publicidad también se benefician enormemente de la personalización impulsada por la IA. Las marcas pueden dirigir campañas a usuarios específicos, para ofrecer productos y servicios que coinciden con sus intereses personales. Un ejemplo claro es el que hemos comentado de la tienda de ropa virtual que utiliza IA para analizar el historial de compras de un usuario y recomendar prendas basadas en su estilo. Esta personalización no solo aumenta la probabilidad de compra, sino que también mejora la relación entre la marca y el consumidor, pues genera una experiencia de compra más gratificante y significativa.

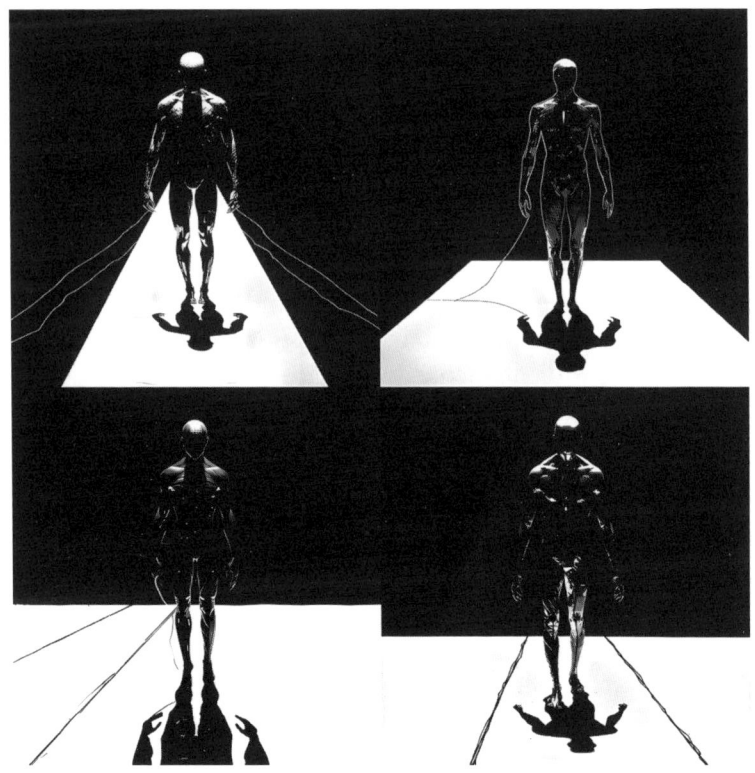

La personalización social es otro de los grandes logros de la IA en el metaverso. Los algoritmos pueden analizar las interacciones y preferencias de los usuarios para ayudarlos a conectarse con otras personas que compartan intereses similares. Un usuario apasionado por la fotografía puede ser dirigido a eventos, grupos y comunidades relacionadas con este tema, lo que facilita la creación de redes y relaciones sociales más profundas y significativas. Esta capacidad de la IA para optimizar las interacciones sociales fomenta un mayor sentido de comunidad, además de enriquecer la experiencia del usuario en el metaverso, al lograr que se sienta más conectado y comprometido.

El uso de avatares impulsados por IA en el metaverso permite un enfoque visible y tangible de la personalización. Estos avatares pueden actuar como guías, asistentes o incluso como compañeros, proporcionando recomendaciones y asistencia personalizada de manera comprensible y humana. Imaginemos un usuario explorando una galería de arte virtual. Un avatar con inteligencia artificial podría ofrecer información sobre las obras, responder preguntas y proporcionar contexto histórico, mejorando la experiencia educativa y cultural del usuario.

Podemos afirmar, sin ninguna duda, que la integración de la inteligencia artificial en el metaverso transforma cada aspecto de la interacción del usuario, desde el entretenimiento hasta la educación, pasando por el comercio y la socialización. La personalización impulsada por IA mejora la satisfacción y el compromiso del usuario, y también permite nuevas posibilidades para la creación de experiencias más ricas, significativas y adaptadas a cada individuo. La continua evolución de estas tecnologías promete un futuro donde el metaverso no sea solo un espacio digital, sino un entorno en el que la tecnología y la humanidad coexisten de manera sinérgica, creando experiencias únicas y profundamente personalizadas.

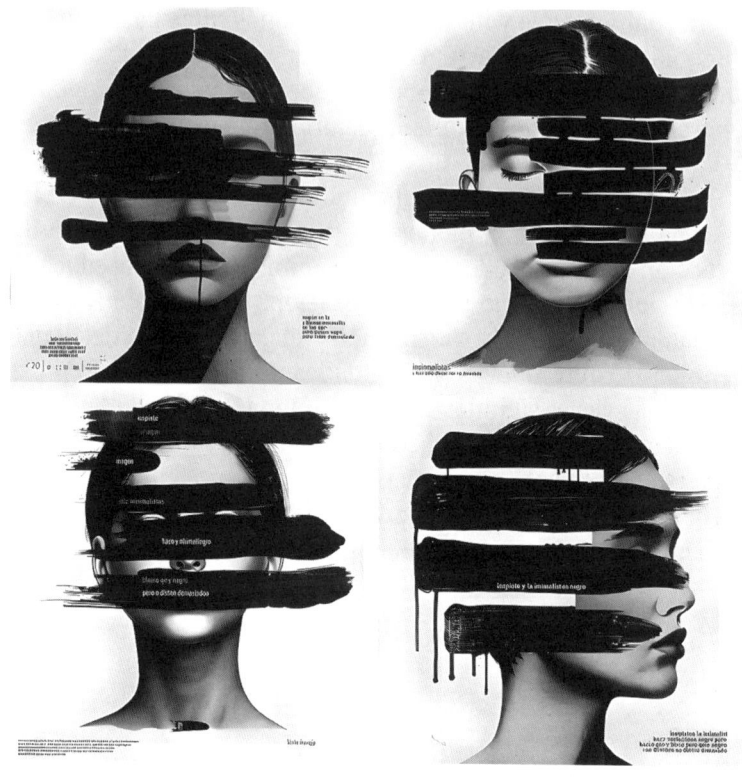

«Para aprovechar las nuevas
oportunidades laborales creadas
por la IA, es esencial invertir en
programas de capacitación y
educación continua».

EXTIENDE

8
Desafíos y consideraciones en la era de la inteligencia artificial y el metaverso

1. Impacto en la economía y el empleo

La irrupción de la inteligencia artificial y el metaverso ha generado un impacto significativo y profundo en la economía global y en la naturaleza del empleo. Estas tecnologías no solo están reconfigurando sectores enteros, sino que están obligando a repensar los modelos de negocio tradicionales y la manera en la que entendemos el trabajo. A medida que la IA automatiza más procesos y el metaverso crea nuevas formas de interacción digital, surgen tanto oportunidades como desafíos que requieren ser abordados con urgencia.

Uno de los principales cambios que la IA introduce es el incremento sustancial en la productividad. En industrias como la manufactura, la automatización de tareas mediante robots y sistemas de IA ha reducido los costos operativos y aumentado la precisión y eficiencia. Estos robots ensamblan productos a una velocidad mucho mayor que los humanos y, además, mejoran la calidad final, pues eliminan errores humanos en procesos clave. Sin embargo, este aumento de la productividad plantea una pregunta inevitable: ¿qué ocurre con los trabajos que estas tecnologías están reemplazando?

«El auge de la IA y la automatización está transformando el paisaje laboral, eliminando algunos roles, pero también creando otros que requieren habilidades especializadas».

Aunque la automatización puede eliminar ciertos trabajos, también crea nuevas oportunidades laborales en áreas emergentes. La demanda de especialistas en IA, desarrolladores de *software*, analistas de datos y expertos en ciberseguridad está en aumento. Estos roles no solo son esenciales para el desarrollo y mantenimiento de sistemas de IA, sino que también representan nuevas trayectorias profesionales para las personas que buscan adaptarse a la economía digital. Por ejemplo, la creación de experiencias inmersivas en el metaverso requiere diseñadores gráficos especializados en RV y RA, así como ingenieros de *software* capaces de desarrollar entornos interactivos complejos.

Las empresas están revisando sus modelos de negocio para aprovechar las capacidades de la IA. Por ejemplo, las plataformas de comercio electrónico utilizan algoritmos de recomendación para personalizar la experiencia de compra, aumentando las ventas y la satisfacción del cliente. Amazon, por ejemplo, emplea IA para analizar patrones de compra y recomendar productos, lo que ha resultado en un aumento significativo de las ventas. Las empresas que integran IA en sus operaciones pueden identificar nuevas fuentes de ingresos y optimizar sus procesos operativos, desde la gestión de inventarios hasta el servicio al cliente.

Un desafío importante es el desplazamiento de trabajos tradicionales debido a la automatización. Sectores como el transporte, la manufactura y el servicio al cliente son particularmente vulnerables. Por ejemplo, la introducción de vehículos autónomos podría reducir la necesidad de conductores humanos, afectando al empleo en la industria del transporte. Las empresas de servicios también están adoptando IA para manejar interacciones básicas con los clientes, como consultas y soporte técnico, lo que podría disminuir la demanda de trabajadores en centros de llamadas. Es crucial desarrollar estrategias de transición laboral para apoyar a los trabajadores afectados, como programas de reciclaje profesional y capacitación en nuevas habilidades.

Para aprovechar las nuevas oportunidades laborales creadas por la IA, es esencial invertir en programas de capacitación y educación continua. Las universidades y los centros de formación deben actualizar sus currículos para incluir habilidades en IA, análisis de datos y tecnologías emergentes. Por ejemplo, programas de certificación en desarrollo de IA y *machine learning* pueden equipar a los trabajadores con las competencias necesarias para prosperar en la economía digital. Instituciones como Coursera y edX ofrecen cursos en línea que permiten a los trabajadores adquirir nuevas habilidades y mantenerse competitivos en el mercado laboral.

El metaverso está dando lugar a una economía de los creadores en la que artistas, diseñadores y desarrolladores pueden monetizar sus habilidades creando contenido digital y experiencias virtuales. Por ejemplo, los diseñadores de moda pueden vender ropa virtual para avatares y los artistas pueden comercializar obras de arte digital como NFT. Esta nueva economía permite a los creadores alcanzar audiencias globales sin las limitaciones físicas del mundo real. Un ejemplo notable es el éxito de plataformas como OpenSea, donde los artistas pueden vender sus obras digitales directamente a los coleccionistas.

El metaverso también está creando mercados virtuales para bienes y servicios digitales. Estos mercados permiten a los usuarios comprar y vender productos como terrenos virtuales, objetos de colección y avatares personalizados. Las transacciones en estos mercados a menudo se realizan utilizando criptomonedas, lo que añade una capa de complejidad y oportunidad económica. Un ejemplo notable es la plataforma Decentraland, en la que los usuarios pueden adquirir terrenos virtuales y construir experiencias personalizadas. Este tipo de mercado no solo ofrece nuevas oportunidades de negocio, sino que también redefine la propiedad y el comercio en el ámbito digital.

La pandemia de la COVID-19 aceleró la adopción del teletrabajo, y el metaverso está llevando esta tendencia al siguiente nivel. Las plataformas de colaboración virtual permiten a los equipos trabajar juntos en entornos inmersivos, independientemente de su ubicación geográfica. Por ejemplo, empresas como Spatial ofrecen espacios de trabajo virtuales donde los empleados pueden reunirse, colaborar y compartir ideas en tiempo real. Esto no solo facilita el trabajo remoto, sino que también mejora la interacción y la cohesión del equipo. Además, permite a las empresas acceder a un talento global, sin las restricciones de la ubicación física.

Las plataformas de IA y metaverso ofrecen nuevas formas de formación y capacitación laboral. Los entornos de aprendizaje virtual permiten a los empleados adquirir nuevas habilidades a través de simulaciones y ejercicios prácticos. Por ejemplo, los pilotos pueden utilizar simuladores de vuelo basados en IA para entrenarse en situaciones de emergencia, mejorando sus habilidades sin los riesgos asociados al entrenamiento en el mundo real. Las empresas también pueden utilizar estas plataformas para realizar capacitaciones de seguridad, operativas y de cumplimiento normativo, reduciendo costes y aumentando la efectividad del entrenamiento.

La economía del metaverso se ve impulsada por el uso de criptomonedas y *tokens* para transacciones económicas. Estos instrumentos financieros permiten pagos rápidos y seguros, eliminando la necesidad de intermediarios y reduciendo los costes de transacción. Además, los NFT permiten a los creadores monetizar sus obras de manera única y verificable, asegurando la autenticidad y propiedad de los bienes digitales. Un ejemplo es el éxito de obras de arte digital vendidas como NFT por millones de dólares, lo que ha creado un nuevo mercado para los artistas digitales y ha revolucionado la industria del arte.

Un desafío significativo es la potencial exacerbación de la desigualdad económica. Aquellos con acceso a la tecnología y habilidades avanzadas pueden beneficiarse desproporcionadamente de las oportunidades creadas por la IA y el metaverso, mientras que aquellos sin acceso pueden quedarse atrás. Es crucial implementar políticas de inclusión digital para asegurar que todos tengan la oportunidad de participar y beneficiarse de la economía digital. Iniciativas como la provisión de acceso a Internet de alta velocidad y programas de capacitación tecnológica en comunidades desatendidas son esenciales para cerrar la brecha digital y promover una distribución más equitativa de los beneficios económicos.

La regulación y gobernanza del metaverso y la IA son esenciales para proteger a los consumidores y asegurar transacciones justas y transparentes. La economía del metaverso está en gran medida no regulada, lo que puede llevar a problemas de fraude y piratería. Los

Gobiernos y las instituciones financieras deben colaborar para establecer normativas que aseguren la integridad y seguridad de las transacciones, proporcionando confianza a los usuarios y estabilidad al mercado. Un marco regulatorio sólido no solo protegerá a los consumidores, sino que también fomentará la innovación y el crecimiento sostenible en la economía digital.

En conclusión, la IA y el metaverso están transformando la economía y el empleo de maneras profundas y multifacéticas. Si bien estas tecnologías ofrecen numerosas oportunidades para aumentar la productividad, crear nuevos empleos y transformar los modelos de negocio, también presentan desafíos significativos, como el desplazamiento laboral y la desigualdad económica. Es fundamental adoptar un enfoque equilibrado que maximice los beneficios de estas tecnologías mientras se mitigan sus riesgos, asegurando que el progreso económico sea inclusivo y sostenible. La inversión en educación, la implementación de políticas de inclusión digital y el desarrollo de un marco regulatorio robusto serán cruciales para navegar por esta transformación y construir un futuro próspero para todos.

2. Desafíos legales y normativos

La adopción de la IA y el metaverso presenta una serie de desafíos legales y normativos que requieren atención inmediata y estratégica. A medida que estas tecnologías avanzan, es crucial establecer marcos que no solo promuevan la innovación, sino que también protejan los derechos de los individuos y aseguren un desarrollo ético y responsable. Aquí se analizan doce desafíos clave a los que se enfrentan los legisladores y reguladores en este nuevo panorama tecnológico.

1. **Rápida evolución tecnológica.** Uno de los principales desafíos es la rápida evolución tecnológica, que a menudo supera la capacidad de los sistemas legales para adaptarse adecuadamente. Esto puede llevar a un uso indebido de la tecnología y a la exacerbación de desigualdades existentes. Por ejemplo, las plataformas de redes sociales han evolucionado más rápido que las leyes que regulan la privacidad de los datos, resultando en numerosos escándalos de violaciones de privacidad. Es

crucial anticipar estos desafíos y desarrollar mecanismos de respuesta rápida y eficaz.

Para abordar la rápida evolución tecnológica, es fundamental que los legisladores se mantengan informados sobre los avances tecnológicos y trabajen en estrecha colaboración con expertos en tecnología. Los comités de tecnología y grupos de trabajo interdisciplinarios pueden desempeñar un papel crucial en la elaboración de políticas que sean tanto efectivas como flexibles para adaptarse a futuras innovaciones. Por ejemplo, la creación de una comisión especial sobre IA y metaverso en el Parlamento Europeo podría ayudar a desarrollar una comprensión profunda y a formular leyes que reflejen las realidades cambiantes de estas tecnologías.

2. **Privacidad y protección de datos.** Ambos aspectos seguirán siendo una prioridad máxima. Con la creciente cantidad de información personal almacenada en entornos virtuales, las brechas de seguridad pueden tener consecuencias devastadoras. Por tanto, es vital que las empresas implementen medidas de seguridad robustas y cumplan las regulaciones internacionales de protección de datos. Normas como el Reglamento General de Protección de Datos (GDPR) ya establecen estándares altos, pero es probable que se necesiten nuevas leyes que aborden específicamente los desafíos del metaverso. Por ejemplo, podrían introducirse requisitos para la anonimización de datos y la transparencia en la recogida y el uso de información personal.

3. **Derechos de propiedad intelectual.** La adaptación de las leyes para proteger las obras digitales y asegurar una compensación justa a los creadores es esencial. Los NFT han abierto nuevas oportunidades para los artistas, pero también han planteado cuestiones sobre la propiedad y los derechos de autor. Las plataformas que facilitan la venta de obras digitales deben garantizar que los creadores mantengan sus derechos y reciban regalías adecuadas por el uso de sus trabajos. Un marco legal claro que regule los contratos inteligentes y las transacciones de NFT puede ayudar a proteger los intereses de los creadores.

4. La responsabilidad y la transparencia algorítmica. Son críticas para mantener la confianza del público en la IA. Las empresas deben ser transparentes sobre cómo funcionan sus algoritmos y los datos que utilizan. La auditoría externa de estos sistemas puede ser una herramienta efectiva para garantizar que se cumplan los estándares de equidad y que los sesgos sean identificados y corregidos. Por ejemplo, una empresa que utiliza IA para procesar solicitudes de crédito podría ser requerida para realizar auditorías periódicas de sus algoritmos para asegurar que no discriminen a ciertos grupos demográficos.

5. La regulación del contenido en el metaverso. Es un tema que presenta desafíos únicos debido a la naturaleza inmersiva y expansiva de estos entornos. Es necesario equilibrar la libertad de expresión con la necesidad de proteger a los usuarios de contenidos dañinos o ilegales. Las plataformas deben desarrollar y aplicar políticas claras sobre qué tipo de contenido es aceptable y cómo se manejarán las infracciones. Además, la colaboración con las autoridades legales para identificar y eliminar contenido ilegal es crucial. Un ejemplo es la lucha contra la explotación infantil en entornos virtuales, que requiere esfuerzos coordinados entre plataformas, Gobiernos y organizaciones no gubernamentales.

6. Monopolios tecnológicos. Prevenir la formación de monopolios tecnológicos es fundamental para mantener la competencia y la innovación. Las grandes empresas tecnológicas tienen el potencial de dominar el metaverso y los mercados de IA, lo que podría sofocar la competencia y limitar las oportunidades para las nuevas empresas. Las autoridades antimonopolio deben monitorear de cerca las adquisiciones y fusiones en este sector y estar preparadas para intervenir cuando sea necesario. Por ejemplo, la adquisición de una plataforma de RV por parte de un gigante tecnológico podría ser revisada para asegurar que no se reduzcan las opciones disponibles para los consumidores y desarrolladores.

7. **Protección de menores en el metaverso.** Es una prioridad máxima. Las plataformas deben implementar medidas para garantizar que los menores no estén expuestos a contenido inapropiado y que no sean explotados. Los controles parentales, la verificación de edad y las políticas claras sobre la privacidad de los menores son esenciales. Por ejemplo, los juegos y entornos educativos virtuales deben diseñarse con salvaguardias integradas para proteger a los jóvenes usuarios y ofrecer herramientas a los padres para monitorear y controlar la actividad de sus hijos.

8. **Autenticidad digital y prevención del fraude.** El desarrollo de mecanismos para asegurar la autenticidad de las identidades digitales y prevenir el fraude es otro desafío clave. A medida que más personas interactúan en el metaverso, la verificación y autenticación de identidades se vuelve crítica para evitar el fraude y la suplantación de identidad. Las tecnologías de verificación biométrica y la *blockchain* pueden ofrecer soluciones efectivas. Un ejemplo es el uso de identificación facial o huellas digitales para asegurar que los usuarios sean quienes dicen ser.

9. **Adaptación de las leyes laborales.** Las leyes laborales deben adaptarse para proteger a los trabajadores en la economía digital, incluyendo a aquellos que trabajan en entornos virtuales. Las leyes deben garantizar condiciones de trabajo justas y proteger los derechos de los trabajadores. Por ejemplo, los trabajadores del metaverso que crean contenido o brindan servicios deben tener acceso a beneficios laborales y protección contra el abuso.

10. **La jurisdicción y el alcance global.** Ambos presentan un desafío significativo para la regulación del metaverso. La naturaleza global del metaverso significa que las actividades pueden cruzar fronteras jurisdiccionales, complicando la aplicación de leyes y regulaciones. Es esencial desarrollar acuerdos internacionales y marcos colaborativos para abordar estas cuestiones. Por ejemplo, la cooperación entre países en la regulación

de criptomonedas puede servir como modelo para la gobernanza global del metaverso.

11. **Ética en el desarrollo y uso de la IA.** Establecer principios éticos claros para el desarrollo y uso de la IA, asegurando que se utilice de manera justa y responsable, es fundamental. Las organizaciones deben adherirse a principios de transparencia, equidad y responsabilidad en el diseño y la implementación de IA. Un ejemplo es la creación de comités de ética en empresas tecnológicas para supervisar el desarrollo de IA y garantizar que se alinee con valores éticos y sociales.

12. **Fortalecimiento de la seguridad cibernética.** Finalmente, fortalecer la seguridad cibernética para proteger contra ataques y vulnerabilidades en sistemas de IA y el metaverso es esencial. La creciente dependencia de la tecnología digital aumenta la exposición a ciberataques, lo que requiere medidas robustas de seguridad para proteger la integridad y confidencialidad de los datos. Las empresas deben invertir en infraestructuras de seguridad avanzadas y capacitar a sus empleados en prácticas seguras. Un ejemplo es la implementación de sistemas de detección de intrusiones y la encriptación de datos sensibles para prevenir accesos no autorizados.

En resumen, los desafíos legales y normativos en la era de la IA y el metaverso son complejos y multifacéticos. Desde la protección de datos y la privacidad hasta la regulación de contenido y la competencia justa, es esencial abordar estos desafíos de manera proactiva y colaborativa. El diseño de marcos legales y éticos robustos, complementado con la cooperación internacional, será clave en la construcción de un entorno tecnológico equitativo y protegido. La capacidad de anticiparse y adaptarse a los desafíos permitirá maximizar las oportunidades que brindan la IA y el metaverso, mientras se reducen los riesgos y se prioriza el bienestar de los usuarios.

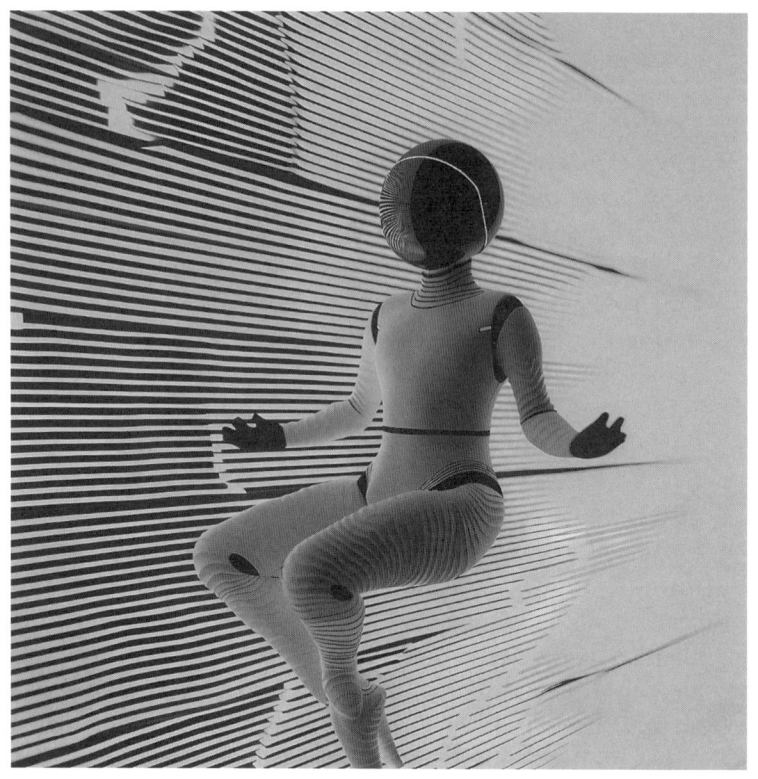

3. Identidad digital e inteligencia artificial generativa

La identidad digital y la inteligencia artificial generativa están redefiniendo profundamente cómo nos representamos e interactuamos en el entorno digital. Estas herramientas no solo transforman la forma en que gestionamos nuestros datos y personalizamos nuestras experiencias, sino que también plantean desafíos éticos, legales y sociales. A medida que la tecnología avanza, es crucial entender su impacto en nuestra privacidad, seguridad y representación en el mundo virtual para construir un futuro inclusivo y seguro.

En el mundo digital actual, la identidad digital ya no se limita a perfiles estáticos en redes sociales. Ahora incluye representaciones más complejas como avatares personalizables, historiales de comportamiento y conexiones dinámicas en entornos virtuales. Estas identidades abarcan desde los datos básicos que usamos en plataformas de comercio electrónico hasta las complejas personalizaciones que se pueden realizar en el metaverso. Con la integración de la IA generativa, estas identidades se están volviendo más dinámicas, reflejando no solo nuestras características personales, sino también nuestras aspiraciones y comportamientos únicos.

Sin embargo, estas innovaciones también plantean riesgos significativos. La capacidad de la IA generativa para crear contenido hiperrealista o interactuar de manera natural introduce desafíos como la autenticidad de las identidades digitales, la proliferación de perfiles falsos y el potencial uso malicioso de estas tecnologías. Estos aspectos destacan la necesidad de desarrollar estándares sólidos que permitan gestionar la identidad digital con ética y responsabilidad, maximizando sus beneficios y mitigando sus riesgos. En este contexto, se pueden identificar 8 puntos clave que exploran los aspectos fundamentales de este tema.

1. **Privacidad y protección de datos.** Garantizar la seguridad de los datos personales es fundamental para prevenir el abuso y el robo de identidad. La cantidad de información que compartimos en plataformas digitales (desde nuestras preferencias hasta nuestras interacciones sociales) es enorme y requiere regulaciones específicas para su protección. Por ejemplo, el GDPR en Europa establece requisitos claros sobre cómo las empresas deben manejar los datos de los usuarios, pero en entornos avanzados como el metaverso se necesitan medidas adicionales, como el cifrado de extremo a extremo para proteger conversaciones privadas durante eventos virtuales.

2. **Métodos de autenticación robustos.** La implementación de tecnologías como la autenticación multifactor (MFA) y la biometría son esenciales para garantizar que solo los propietarios legítimos puedan acceder a sus identidades digitales. Por ejemplo, un sistema bancario podría requerir la combinación de una huella dactilar y un *token* digital para validar transacciones importantes, asegurando un nivel más alto de protección frente al fraude.

3. **Gestión del control por parte del usuario.** Es crucial que los usuarios tengan un control completo sobre su identidad digital, con herramientas intuitivas para modificar, eliminar o restringir el acceso a su información. Es decir, plataformas como Facebook y Google ofrecen la opción de descargar y eliminar datos personales, pero estas funcionalidades deberían ser estándar en todas las plataformas digitales, y más aún en entornos inmersivos como el metaverso.

4. **Interoperabilidad entre plataformas.** Para que las identidades digitales sean efectivas, deben poder transferirse entre plataformas de manera fluida. Por ejemplo, un avatar diseñado en una plataforma como Decentraland debería mantener sus características visuales y su historial de logros al trasladarse a otro entorno virtual como Sandbox, garantizando la continuidad de la experiencia del usuario.

5. **Diversidad e inclusión en identidades digitales.** Las plataformas deben garantizar que las representaciones digitales reflejen la diversidad del mundo real, permitiendo a los usuarios expresar sus identidades de forma auténtica. De la misma manera que juegos como *The Sims 4* ofrecen opciones inclusivas que abarcan diferentes tonos de piel, prótesis físicas y orientaciones de género, marcando un paso hacia un entorno digital más equitativo y representativo.

6. **Impacto en la educación y personalización de contenidos.** La IA generativa puede personalizar experiencias educativas adaptando materiales a las necesidades y capacidades individuales de los estudiantes. Plataformas como Khan Academy utilizan IA para ajustar la dificultad de las lecciones en función del progreso del estudiante, fomentando un aprendizaje más efectivo y motivador.

7. **Ética y transparencia en el uso de la IA.** Las organizaciones deben ser claras sobre cómo utilizan la IA y los datos para gestionar identidades digitales, asegurando que estas prácticas se adhieran a principios éticos. Por ejemplo, OpenAI informa a los usuarios sobre cómo se procesan sus datos cuando

interactúan con herramientas como ChatGPT, lo que permite configuraciones para limitar la retención de información personal y garantizar la confianza de los usuarios.

8. **Integración entre identidades digitales y físicas.** Tecnologías del tipo *blockchain* facilitan una conexión segura entre el mundo físico y digital, y permiten a los usuarios verificar su identidad sin comprometer su privacidad. Por ejemplo, un sistema basado en *blockchain* podría permitir a un usuario demostrar su mayoría de edad para acceder a servicios en línea sin compartir datos adicionales, como la fecha exacta de nacimiento.

La identidad digital, potenciada por la inteligencia artificial generativa, representa un reflejo dinámico y multifacético de nuestra presencia en el mundo virtual. Permite experiencias más personalizadas, inclusivas e innovadoras, pero también plantea desafíos en torno a la privacidad, la autenticidad y el control de los datos personales.

A medida que estas tecnologías evolucionan, será crucial establecer marcos legales claros y colaborativos que protejan los derechos individuales y promuevan la confianza en el entorno digital. Las empresas tecnológicas, junto con los gobiernos y la sociedad civil, deben trabajar en el desarrollo de estándares universales que faciliten la interoperabilidad, la seguridad y la equidad en el uso de identidades digitales.

Además, la educación digital será fundamental para empoderar a los usuarios, proporcionándoles herramientas y conocimientos para gestionar sus identidades de manera efectiva. Esto incluirá no solo cómo proteger su privacidad, sino también cómo aprovechar las capacidades de la IA generativa para enriquecer sus experiencias en línea y en el mundo físico.

En última instancia, el futuro de la identidad digital y la IA generativa promete abrir nuevas posibilidades de conexión, aprendizaje y creatividad. Con un enfoque ético y la colaboración global, estas tecnologías tienen el potencial de transformar positivamente cómo interactuamos y nos representamos en un mundo digital, haciendo que las fronteras entre lo físico y lo virtual sean cada vez más fluidas, inclusivas y accesibles para todos.

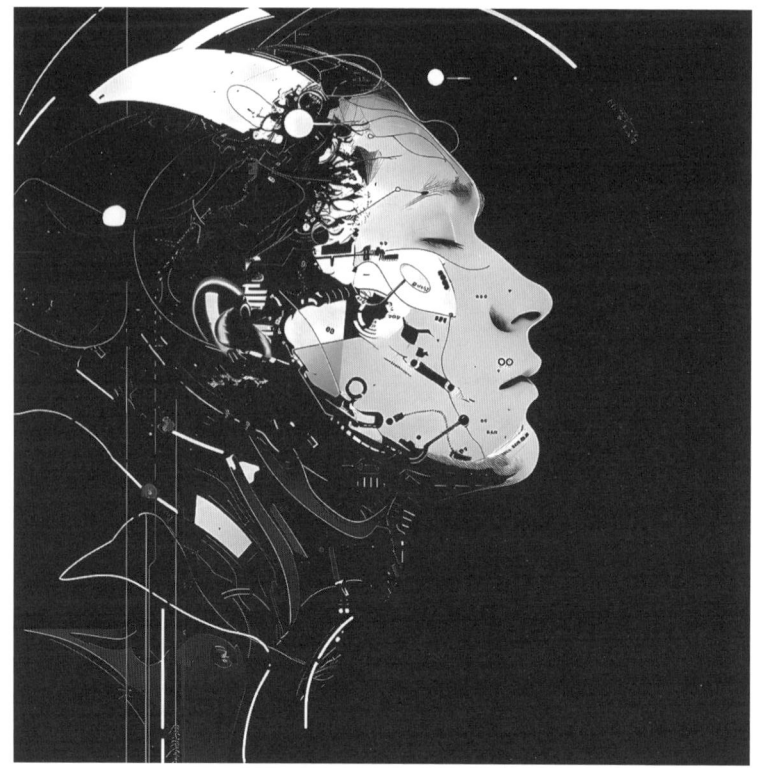

«La tecnología no solo transforma nuestras habilidades, sino también la manera en la que nos comportamos como ciudadanos».

EXTIENDE

9
El camino hacia un tecnohumanismo consciente

1. La importancia de la educación y la alfabetización tecnológica

En la era digital, la educación y la alfabetización tecnológica son fundamentales para asegurar que todos los individuos puedan participar plenamente en la sociedad y la economía globales. Aquí se desarrollan diez puntos clave que subrayan la importancia de estos aspectos y cómo pueden ser implementados para crear una sociedad más equitativa y tecnológicamente avanzada.

1. **La brecha digital como barrera.** La brecha digital es una de las mayores desigualdades en el acceso a las oportunidades que ofrece la tecnología. Esta situación afecta principalmente a comunidades rurales, familias de bajos ingresos y poblaciones en situación de vulnerabilidad. Abordar esta disparidad requiere una infraestructura tecnológica sólida y programas que garanticen conectividad y acceso a dispositivos modernos. Además, debe haber un enfoque especial en la sostenibilidad

de estas soluciones para que las comunidades no solo se conecten, sino que permanezcan conectadas a largo plazo.

2. **El tecnohumanismo como enfoque central.** Este movimiento busca un equilibrio entre los avances tecnológicos y el bienestar humano, es decir, promueve el uso de la tecnología con un enfoque ético y equitativo. El tecnohumanismo pone a las personas en el centro del desarrollo tecnológico, asegurándose de que la tecnología sea una herramienta para mejorar vidas y no una fuente de exclusión o desigualdad. Para lograrlo, se necesitan políticas inclusivas y sistemas educativos que fomenten valores de solidaridad, ética y responsabilidad.

3. **Acceso universal a la educación tecnológica.** Garantizar una educación tecnológica universal implica que además de disponer de recursos básicos, es necesario ofrecer programas adaptados a las circunstancias de diferentes comunidades. Este acceso debe ir más allá de los entornos formales de enseñanza, y llegar a zonas remotas y a poblaciones con acceso limitado a recursos digitales. Asimismo, es fundamental que las instituciones educativas adapten sus currículos para incluir habilidades digitales esenciales, preparándolos para una sociedad interconectada.

4. **Inicio temprano en alfabetización digital.** Comenzar la alfabetización digital desde edades tempranas ayuda a los niños a desarrollar habilidades tecnológicas y pensamiento lógico. Esto debe integrarse en los currículos escolares como una parte esencial de su formación, permitiendo que los estudiantes interactúen con herramientas digitales de manera natural y creativa. Este enfoque no solo forma usuarios de tecnología, sino también futuros innovadores que puedan liderar el desarrollo tecnológico.

5. **Formación continua y reciclaje profesional.** La velocidad del cambio tecnológico exige que los trabajadores actualicen constantemente sus habilidades. Esto incluye la formación en tecnologías emergentes, el aprendizaje de nuevas herramientas digitales y el desarrollo de competencias transversales

como la adaptabilidad y la resolución de problemas. Las empresas, en colaboración con las instituciones educativas, deben facilitar el acceso a estas oportunidades mediante programas de formación especializada y accesible.

6. **Ética y responsabilidad en el uso de la tecnología.** Educar sobre las implicaciones éticas y sociales de la tecnología es esencial para formar ciudadanos digitales responsables. Esto implica analizar cómo las decisiones tecnológicas afectan la privacidad, la seguridad y el bienestar colectivo. También requiere incluir en los currículos escolares y universitarios debates sobre la ética en la tecnología, la transparencia en el uso de datos y el impacto de las decisiones algorítmicas.

7. **Colaboración entre sectores.** La cooperación entre Gobiernos, empresas privadas y organizaciones educativas es esencial para desarrollar programas efectivos que alineen las necesidades del mercado laboral con las habilidades de los estudiantes. Este tipo de colaboración permite el diseño de currículos que combinen teoría y práctica, así como el acceso a oportunidades reales de empleo para quienes completan su formación.

8. **Inclusión y diversidad en la educación tecnológica.** En necesario fomentar un entorno inclusivo en la educación tecnológica para reducir las desigualdades históricas en el acceso a la tecnología. Esto implica diseñar programas que consideren las barreras sociales y culturales que enfrentan las mujeres, las minorías y las personas con discapacidades. La diversidad debe verse como una fortaleza que enriquece el desarrollo de soluciones tecnológicas más equitativas y representativas.

9. **Fomento del pensamiento crítico y resolución de problemas.** Más allá del uso de herramientas digitales, la educación tecnológica debe enfocarse en enseñar a los estudiantes a pensar críticamente y a resolver problemas. Estas habilidades les permitirá adaptarse a cambios tecnológicos y contribuir con soluciones innovadoras. La integración de actividades que

fomenten la creatividad y la resolución de problemas complejos en los currículos es fundamental para lograr este objetivo.

10. Ciudadanía digital responsable. Enseñar sobre los derechos y responsabilidades en el entorno digital es crucial para garantizar una participación segura y ética. Los estudiantes deben aprender cómo proteger su privacidad, reconocer amenazas en línea y actuar de manera ética en sus interacciones digitales. Este conocimiento los preparará no solo para evitar riesgos, sino también para contribuir a un ecosistema digital más seguro y respetuoso.

Puesta en práctica de los 10 puntos

A continuación, se presenta un conjunto de iniciativas prácticas que ejemplifican cómo los diez puntos clave sobre educación y alfabetización tecnológica pueden aplicarse para construir una sociedad más equitativa y preparada para los desafíos del mundo digital. Estas acciones combinan la colaboración entre sectores, la inclusión de tecnologías emergentes y un enfoque ético para garantizar que el avance tecnológico beneficie a todos de manera sostenible.

Para cerrar la brecha digital, un programa gubernamental lanzó una red de conectividad en comunidades rurales, priorizó áreas sin acceso a internet y proporcionó dispositivos a los estudiantes. Además, se establecieron centros de acceso público a internet en bibliotecas y espacios comunitarios equipados con computadoras y recursos educativos. En paralelo, se implementaron talleres de alfabetización digital dirigidos por voluntarios locales previamente capacitados, quienes enseñaron habilidades básicas como el uso de navegadores, aplicaciones educativas y correo electrónico. Estos talleres proporcionaron competencias técnicas e introdujeron el concepto *tecnohumanismo*, y alentaron a los participantes a reflexionar sobre cómo la tecnología podía beneficiar a sus comunidades respetando sus valores culturales y tradiciones.

En las escuelas urbanas, los currículos tecnológicos integraron módulos prácticos de programación desde los primeros grados, utilizando herramientas visuales y juegos interactivos para fomentar la curiosidad y el pensamiento lógico. Estos programas permitieron a los estudiantes crear sus propios proyectos, como aplicaciones simples o prototipos de videojuegos, en un ambiente colaborativo. Las universidades y empresas tecnológicas, por su parte, se unieron para desarrollar cursos en línea accesibles sobre temas avanzados como inteligencia artificial, ciberseguridad y diseño de experiencias digitales. Estos cursos ofrecieron no solo formación técnica, sino también módulos sobre ética digital, donde los participantes discutieron temas como la privacidad de los datos, el sesgo algorítmico y las implicaciones sociales de la tecnología.

Para fomentar la inclusión, iniciativas como Girls Who Code se expandieron a nivel nacional, organizando talleres que inspiraron a niñas y jóvenes a explorar la programación y la ciencia de datos en un entorno acogedor e inclusivo. Al mismo tiempo, proyectos escolares desafiaron a los estudiantes a resolver problemas reales de sus comunidades utilizando herramientas tecnológicas. Por ejemplo, algunos diseñaron aplicaciones para optimizar el uso del agua en regiones áridas, mientras que otros crearon campañas digitales para promover prácticas ecológicas en sus ciudades. Estas actividades fomentaron habilidades de pensamiento crítico, resolución de problemas y creatividad, preparando a los jóvenes para abordar desafíos tecnológicos futuros de manera innovadora y responsable.

En las comunidades empresariales, los empleadores introdujeron programas de reciclaje profesional para trabajadores, asegurando que sus empleados se mantuvieran actualizados en tecnologías emergentes. Estos programas incluyeron talleres presenciales y cursos en línea que permitieron a los profesionales aprender nuevas habilidades sin interrumpir significativamente sus horarios laborales. Además, empresas y universidades colaboraron en programas de formación dual que combinaron la teoría y la práctica, ofreciendo a los estudiantes experiencias laborales reales antes de graduarse.

Estas acciones ilustran cómo la implementación coordinada de los diez puntos puede transformar comunidades, crear oportunidades equitativas y fortalecer la preparación de la sociedad frente a los retos de un mundo digital. Con un enfoque claro en la equidad, la responsabilidad y la colaboración, estas iniciativas no solo empoderan a individuos, sino que también sientan las bases para una sociedad más inclusiva, innovadora y tecnológicamente avanzada. Al avanzar juntos hacia esta meta, se asegura que nadie quede atrás en la transición hacia un futuro digital más prometedor.

2. Tecnoantropocentrismo y coexistencia humano-máquina

El tecnoantropocentrismo se refiere a un enfoque donde el desarrollo tecnológico está centrado en las necesidades y el bienestar humanos. Es esencial considerar cómo las tecnologías emergentes pueden integrarse de manera armoniosa en nuestras vidas, promoviendo una coexistencia productiva y ética entre humanos y máquinas.

Un aspecto fundamental del tecnoantropocentrismo es la promoción de una interacción ética y responsable con la tecnología. Las innovaciones tecnológicas deben desarrollarse y usarse de manera que respeten los derechos y la privacidad de los individuos, evitando la explotación y el abuso. Por ejemplo, los sistemas de reconocimiento facial pueden ofrecer enormes beneficios en términos de seguridad y conveniencia, pero también plantean serias preocupaciones sobre la privacidad y el potencial para la vigilancia masiva. Es crucial que los desarrolladores y reguladores trabajen juntos para implementar salvaguardas que protejan los derechos individuales y prevengan el mal uso de estas tecnologías.

El diseño centrado en el ser humano es otro pilar del tecnoantropocentrismo. Las tecnologías deben adaptarse a las necesidades y capacidades humanas en lugar de forzar a las personas a adaptarse a la tecnología. Esto incluye el desarrollo de interfaces intuitivas y accesibles que faciliten su uso por personas de todas las habilidades y edades. Por ejemplo, los dispositivos de asistencia para personas con discapacidades, como las prótesis controladas por la mente, son un ejemplo de cómo la tecnología puede ser diseñada para mejorar la calidad de vida y ampliar las capacidades humanas. Estas innovaciones deben ser fáciles de usar y accesibles para todos aquellos que las necesiten.

Fomentar la coexistencia y la colaboración entre humanos y máquinas es clave para aprovechar al máximo las capacidades de ambas partes. Las tecnologías deben diseñarse para complementar las habilidades humanas, permitiendo una sinergia efectiva que potencie la creatividad y la productividad. En el ámbito laboral, los robots colaborativos (cobots) son un ejemplo de esta filosofía. Estos robots están diseñados para trabajar junto a los humanos, realizando tareas repetitivas o peligrosas y permitiendo a los trabajadores humanos concentrarse en tareas más complejas y creativas. Esta colaboración no solo aumenta la eficiencia, sino que también puede mejorar la seguridad laboral y reducir la carga física sobre los trabajadores.

La integración de tecnologías avanzadas en el entorno laboral tiene un impacto significativo en el trabajo y la economía. La automatización y la IA pueden aumentar la eficiencia y la productividad, pero también pueden llevar a la dislocación laboral si no se gestionan adecuadamente. Es crucial proporcionar formación continua y oportunidades de reciclaje profesional para que los trabajadores puedan adaptarse a los cambios tecnológicos. Por ejemplo, los programas de formación en habilidades digitales y tecnológicas pueden ayudar a los trabajadores a mantenerse relevantes en un mercado laboral en constante evolución. Además, las políticas gubernamentales deben apoyar la transición de los trabajadores hacia nuevos roles y sectores.

La transparencia y la comprensibilidad de las tecnologías son esenciales para mantener la confianza del público. Los desarrolladores deben garantizar que los usuarios puedan entender cómo funcionan las tecnologías y cómo se toman las decisiones automatizadas que les afectan. Por ejemplo, los algoritmos de IA utilizados en la toma de decisiones financieras deben ser transparentes y explicables, permitiendo a los usuarios comprender por qué se aprueban o rechazan sus solicitudes de crédito. La falta de transparencia puede llevar a desconfianza y resistencia, por lo que es fundamental que las empresas adopten prácticas de comunicación clara y honesta sobre el funcionamiento de sus tecnologías.

La inclusión y la accesibilidad en el desarrollo tecnológico aseguran que todos los individuos, independientemente de sus capacidades físicas, tengan igualdad de oportunidades para beneficiarse de los avances tecnológicos. Esto incluye el diseño de dispositivos y plataformas que sean utilizables por personas con discapacidades. Por ejemplo, los asistentes virtuales y las interfaces de voz pueden ser herramientas poderosas para personas con discapacidades visuales o motoras al permitirles interactuar con la tecnología de manera efectiva y autónoma. Las empresas deben priorizar la accesibilidad en sus procesos de diseño y desarrollo para garantizar que nadie quede excluido de los beneficios de la innovación tecnológica.

Cada innovación tecnológica debe ser evaluada no solo por su eficiencia y capacidad, sino también por su impacto ético y social. Es importante considerar cómo estas tecnologías afectan a la experiencia humana y asegurarse de que promuevan el bienestar y la justicia social. Por ejemplo, la implementación de sistemas de IA en la justicia penal debe ser cuidadosamente evaluada para garantizar que no perpetúen sesgos existentes ni discriminen a ciertos grupos. Las evaluaciones éticas deben ser una parte integral del desarrollo y la implementación de nuevas tecnologías, involucrando a una amplia gama de partes interesadas para asegurar una perspectiva inclusiva y comprensiva.

La adopción del tecnoantropocentrismo y la promoción de la coexistencia humano-máquina también requieren una reevaluación de nuestros valores y prioridades como sociedad. Debemos asegurarnos de que las decisiones tecnológicas se tomen con un enfoque en el bienestar humano, priorizando la dignidad, la equidad y la sostenibilidad. Las innovaciones deben ser vistas no solo como herramientas para la eficiencia y el progreso económico, sino como medios para mejorar la calidad de vida y promover una sociedad más justa y equitativa.

En conclusión, el tecnoantropocentrismo y la coexistencia humano-máquina ofrecen un marco para el desarrollo y la implementación de tecnologías que respeten y amplifiquen las capacidades humanas. A través de un diseño centrado en el ser humano, la promoción de una interacción ética y responsable con la tecnología y la evaluación constante de los impactos éticos y sociales, podemos asegurarnos de que el progreso tecnológico beneficie a toda la humanidad. Este enfoque no solo potenciará nuestras capacidades, sino que también promoverá una sociedad más equitativa y justa en la que la tecnología se utilice como una fuerza para el bien común. La clave está en mantener siempre al ser humano en el centro del desarrollo tecnológico, asegurando que la innovación se alinee con nuestros valores y aspiraciones más elevados.

3. Responsabilidad individual y colectiva

La responsabilidad individual y colectiva es fundamental para la adopción de un tecnohumanismo consciente, asegurando que el progreso tecnológico se desarrolle en armonía con los valores humanos y sea inclusivo para toda la sociedad. Este enfoque requiere medidas claras y un compromiso compartido por todos.

En primer lugar, la educación y la sensibilización sobre el uso ético de la tecnología son esenciales para fomentar una cultura de responsabilidad. Los individuos deben estar informados sobre los impactos potenciales de las tecnologías que utilizan, desde la privacidad de los datos hasta las consecuencias ambientales. Programas educativos que integren ética tecnológica en el currículo pueden ayudar a formar a ciudadanos conscientes y responsables. Por ejemplo, los centros educativos pueden incluir módulos sobre privacidad digital y sostenibilidad en sus programas de estudios.

La responsabilidad individual implica que cada persona debe usar la tecnología de manera consciente y ética. Esto incluye prácticas simples como proteger contraseñas, verificar la privacidad en redes sociales y ser críticos con la información consumida y compartida en línea. Además, los usuarios deben estar dispuestos a actualizarse continuamente sobre las mejores prácticas de seguridad digital. Un ejemplo concreto es el uso de autenticación de dos factores para proteger cuentas personales, lo cual es una medida que cada individuo puede tomar para mejorar su seguridad en línea.

En el ámbito corporativo, las empresas tienen la responsabilidad de desarrollar y utilizar tecnologías de manera ética y transparente. Esto incluye la adopción de prácticas de RSC que integren principios éticos en todas las fases del desarrollo tecnológico, desde la investigación y el diseño hasta la implementación y el mantenimiento. Las empresas deben realizar auditorías de ética y transparencia regularmente y ser transparentes con sus usuarios sobre cómo se manejan sus datos. Un ejemplo es la política de privacidad de Apple, que enfatiza la protección de datos y la transparencia en el manejo de la información del usuario.

El Gobierno y los reguladores también tienen un papel crucial en la promoción de un tecnohumanismo consciente. Deben establecer marcos regulatorios que garanticen el uso ético de la tecnología, protegiendo los derechos de los ciudadanos y promoviendo la justicia social. Esto incluye leyes estrictas sobre privacidad de datos, medidas contra la discriminación algorítmica y regulaciones que aseguren la accesibilidad tecnológica para todos. Por ejemplo, la implementación del GDPR en la Unión Europea es un paso importante hacia la protección de la privacidad de los ciudadanos.

La colaboración internacional es esencial para abordar los desafíos globales que plantea la tecnología. Las organizaciones internacionales, los Gobiernos y las empresas deben trabajar juntos para establecer estándares globales y compartir mejores prácticas. La cooperación internacional puede asegurar que las tecnologías se desarrollen y utilicen de manera ética en todo el mundo, beneficiando a toda la humanidad. Un ejemplo de esta colaboración es la Alianza Global para la Inteligencia Artificial (GPAI), que promueve el uso responsable y ético de la IA a nivel mundial.

El diseño ético de tecnologías es otro aspecto crucial de la responsabilidad colectiva. Desde el inicio del desarrollo tecnológico, los diseñadores y desarrolladores deben considerar las posibles consecuencias éticas y sociales de sus productos. Esto incluye la implementación de técnicas de diseño centrado en el usuario, pruebas de impacto ético y la colaboración con expertos en ética y derechos humanos. Por ejemplo, la empresa de tecnología IBM ha establecido principios éticos para el desarrollo y uso de IA, asegurando que sus tecnologías respeten la privacidad y la equidad.

La transparencia y la rendición de cuentas son fundamentales para mantener la confianza del público en las tecnologías emergentes. Las empresas y los desarrolladores deben ser claros sobre cómo funcionan sus tecnologías, cómo se toman las decisiones automatizadas y cómo se utilizan los datos de los usuarios. Esto puede incluir la publicación de informes de transparencia y la realización de auditorías independientes. Por ejemplo, Google publica informes de transparencia que detallan cómo manejan las solicitudes gubernamentales de datos y su impacto en la privacidad del usuario.

La participación activa de la sociedad civil en el debate sobre el desarrollo y uso de la tecnología es vital para asegurar que las decisiones tecnológicas reflejen las necesidades y valores de la comunidad. Esto puede lograrse a través de foros públicos, consultas ciudadanas y plataformas digitales que permitan la colaboración y el intercambio de ideas. La participación ciudadana asegura que las tecnologías se desarrollen de manera inclusiva y equitativa. Un ejemplo es el uso de encuestas y consultas públicas por parte de los Gobiernos para recopilar opiniones y sugerencias sobre nuevas políticas tecnológicas.

Finalmente, es crucial promover un enfoque holístico en la educación tecnológica que incluya no solo habilidades técnicas sino también competencias humanísticas. Esto prepara a los individuos para comprender las implicaciones éticas y sociales de la tecnología, fomentando una adopción responsable y consciente. Las instituciones educativas deben ofrecer programas integrales que cubran desde la alfabetización digital básica hasta la programación avanzada, pasando por la ética tecnológica. Un ejemplo es la inclusión de cursos de ética tecnológica en los programas de ingeniería y ciencias computacionales en universidades de todo el mundo.

En resumen, la responsabilidad individual y colectiva es esencial para la adopción de un tecnohumanismo consciente. Desde la educación y sensibilización hasta la colaboración internacional y el diseño ético, cada actor tiene un papel crucial que desempeñar. Solo a través de un enfoque integral y colaborativo podemos asegurar que el progreso tecnológico beneficie a toda la humanidad, respetando los derechos humanos, promoviendo la justicia social y protegiendo nuestro planeta.

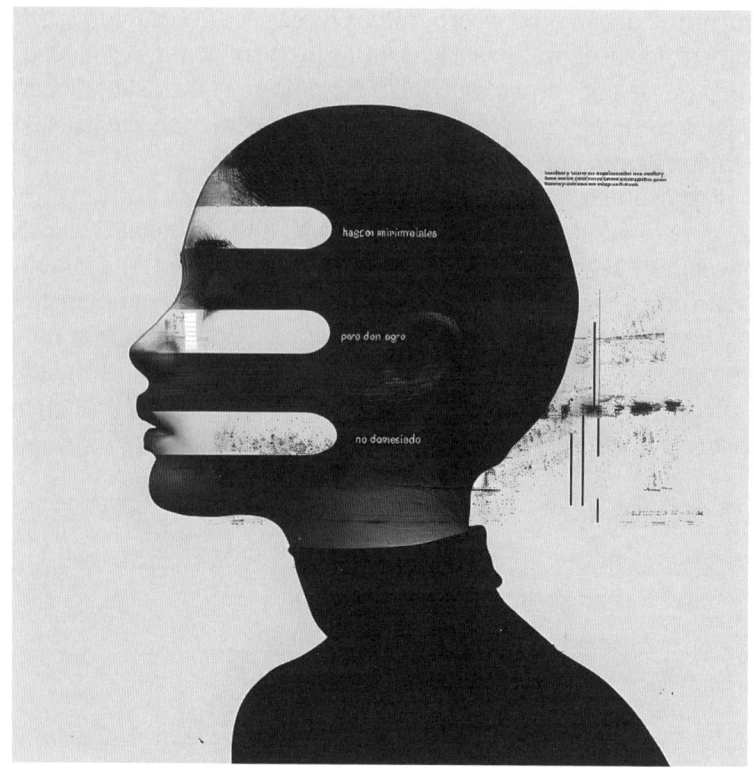

«La eliminación de barreras y la lucha contra la discriminación en la era digital requiere un enfoque integral y colaborativo. Mediante la promoción de políticas inclusivas, la educación continua y el diseño ético de tecnologías».

EXTIENDE

10
Hacia una sociedad inclusiva tecnohumanista

1. Eliminación de barreras y discriminación

Para progresar hacia una sociedad inclusiva y tecnohumanista, resulta imperativo abordar de manera decidida la eliminación de barreras y la erradicación de toda forma de discriminación. Este camino exige un enfoque estratégico que sitúe a la tecnología como un catalizador para la justicia social y la equidad. A continuación, se exploran medidas esenciales que ilustran cómo el avance tecnológico puede integrarse con principios éticos para forjar una sociedad más justa, diversa e inclusiva:

1. **Acceso universal a la tecnología.** El acceso universal a la tecnología es un componente esencial para eliminar las barreras y la discriminación. He visto de primera mano cómo la falta de acceso a Internet y dispositivos adecuados puede limitar significativamente las oportunidades educativas y laborales. En una comunidad rural donde trabajé, los niños no podían acceder a recursos educativos en línea, lo que los ponía en desventaja. Para abordar esta brecha digital, se necesitan programas gubernamentales y asociaciones con empresas tecnológicas

que garanticen la conectividad y el acceso a dispositivos en todas las regiones, especialmente en las más desfavorecidas.

2. **Inclusión digital y alfabetización tecnológica.** La inclusión digital no se logra solo proporcionando acceso a la tecnología, sino también asegurando que todos sepan cómo usarla. Programas de alfabetización digital son esenciales para que las personas puedan participar plenamente en la sociedad tecnológica. He colaborado con organizaciones que ofrecen cursos gratuitos de habilidades digitales para adultos mayores, ayudándolos a mantenerse conectados y activos en la sociedad digital. Estas iniciativas no solo mejoran las competencias tecnológicas, sino que también fortalecen la confianza y la independencia de los individuos.

3. **Diseño de tecnologías accesibles.** Las tecnologías deben ser diseñadas para ser accesibles para todas las personas, incluidas aquellas con discapacidades. En uno de mis proyectos, desarrollamos una aplicación móvil para personas con discapacidades visuales que utilizaba reconocimiento de voz y retroalimentación táctil. Este tipo de innovaciones no solo mejora la calidad de vida de las personas con discapacidades, sino que también promueve una mayor inclusión en la sociedad. Es crucial que los desarrolladores de tecnología consideren la accesibilidad desde el inicio del proceso de diseño.

4. **Diversidad en los equipos de desarrollo.** La diversidad en los equipos de desarrollo tecnológico es esencial para crear productos y servicios inclusivos. En mi experiencia, los equipos diversos aportan diferentes perspectivas y experiencias que enriquecen el proceso creativo. En un proyecto reciente, trabajé con un equipo multicultural para desarrollar una plataforma educativa en línea. La diversidad del equipo permitió que la plataforma fuera accesible y relevante para una audiencia global, lo que promovió la inclusión y redujo la discriminación.

5. **Políticas de no discriminación en entornos digitales.** Implementar y hacer cumplir políticas de no discriminación en todos los entornos digitales es crucial. En una colaboración con una empresa de videojuegos, desarrollamos un sistema de moderación que detectaba y sancionaba comportamientos

discriminatorios y de acoso. Este sistema mejoró la experiencia de juego para todos los usuarios y envió un mensaje claro de que la discriminación no sería tolerada. Las plataformas digitales deben comprometerse a mantener espacios seguros y respetuosos para todos los usuarios.

6. **Educación y sensibilización sobre la inclusión.** La sensibilización y la educación continua sobre la importancia de la inclusión son fundamentales para cambiar actitudes y comportamientos. En una empresa tecnológica donde trabajé, implementamos un programa de sensibilización que incluía talleres sobre sesgos inconscientes y la importancia de la diversidad. Este programa ayudó a crear un ambiente de trabajo más inclusivo y respetuoso, demostrando que la educación puede ser un poderoso agente de cambio.

7. **Evaluación y monitoreo de políticas inclusivas.** Es fundamental monitorear y evaluar regularmente las políticas y prácticas inclusivas para asegurarse de que sean efectivas. En un proyecto, desarrollamos un marco de evaluación para medir el impacto de nuestras políticas de inclusión, recopilando datos sobre la representación de diferentes grupos en la empresa y realizando encuestas de satisfacción de los empleados. Los resultados nos permitieron identificar áreas de mejora y ajustar nuestras políticas para promover una mayor inclusión.

8. **Promoción de la diversidad en la industria tecnológica.** Promover la diversidad en la industria tecnológica es esencial para eliminar barreras y discriminación. He trabajado con organizaciones que se enfocan en aumentar la representación de mujeres y minorías en el sector tecnológico. Participé en un programa de mentores que emparejaba a mujeres jóvenes interesadas en la tecnología con profesionales experimentados del sector. Estas iniciativas no solo proporcionan apoyo y orientación, sino que también inspiran a la próxima generación de líderes tecnológicos.

9. **Creación de comunidades de apoyo.** Las comunidades de apoyo y redes inclusivas pueden desempeñar un papel crucial en la eliminación de barreras. He visto cómo las redes profesionales de mujeres en tecnología proporcionan un espacio

seguro para compartir experiencias y desafíos. Estas comunidades no solo ofrecen apoyo emocional y profesional, sino que también abogan por políticas más inclusivas dentro de sus organizaciones y la industria en general. La creación de estas redes fortalece la solidaridad y la colaboración entre sus miembros.

10. **Integración de la ética y la justicia en el desarrollo tecnológico.** La integración de principios éticos y de justicia en el desarrollo tecnológico es esencial para asegurar que las innovaciones beneficien a todos de manera equitativa. En un proyecto, lideré un equipo que desarrollaba una plataforma de IA para la atención médica. Desde el inicio, consideramos las posibles consecuencias éticas y sociales de nuestro producto, implementando pruebas de impacto ético y colaborando con expertos en derechos humanos. Este enfoque no solo mejoró la calidad del producto, sino que también aseguró que fuera justo y equitativo para todos los usuarios.

La eliminación de barreras y la lucha contra la discriminación son pilares esenciales para construir una sociedad inclusiva y tecnohumanista, donde la tecnología se convierta en una herramienta para empoderar a las personas y no en un factor de exclusión. Esto requiere un enfoque integral que abarque múltiples dimensiones, desde políticas públicas hasta la cultura organizacional en empresas e instituciones educativas, fomentando un entorno en el que cada individuo pueda acceder a las mismas oportunidades en la era digital.

La implementación de políticas inclusivas debe centrarse en garantizar el acceso equitativo a la tecnología, cerrando brechas digitales que persisten debido a desigualdades económicas, geográficas o culturales. Esto incluye iniciativas que aseguren conectividad universal, programas de alfabetización digital en comunidades desfavorecidas y la provisión de recursos tecnológicos adaptados a personas con discapacidades. De esta forma, se sientan las bases para una participación plena en el ecosistema digital.

La promoción de la diversidad en los espacios de creación tecnológica asegurará que las soluciones desarrolladas reflejen las necesidades y perspectivas de toda la población. Esto implica aumentar la representación de grupos tradicionalmente subrepresentados en sectores como la ingeniería, la inteligencia artificial y el diseño de experiencias digitales. Además, la educación continua desempeña un papel transformador, al proporcionar a los individuos las herramientas necesarias para adaptarse a un entorno en constante evolución, mientras se les capacita para usar la tecnología de manera ética y responsable.

Este enfoque integral, que combina políticas inclusivas, promoción de la diversidad y educación continua, representa el camino más sólido hacia la eliminación definitiva de las barreras y la discriminación. Al alinear el avance tecnológico con valores de equidad y justicia, no solo construimos una sociedad más inclusiva, sino que también garantizamos que el progreso digital beneficie a todos por igual, sin dejar a nadie atrás.

2. Ética y transparencia en la inteligencia artificial y el metaverso

La ética y la transparencia en la IA y el metaverso son pilares fundamentales para garantizar que el desarrollo y la implementación de estas tecnologías se realicen de manera responsable y equitativa. A medida que avanzamos hacia una sociedad cada vez más digitalizada, es crucial establecer marcos éticos que guíen estas innovaciones, asegurando que los beneficios se distribuyan de manera justa y que los riesgos se gestionen adecuadamente.

Fomentar una cultura de integridad en el desarrollo de IA y metaverso implica que los desarrolladores y creadores actúen con honestidad y transparencia en todas las etapas del proceso. Esto no solo incluye la fase de diseño y programación, sino también la implementación y el mantenimiento continuo de estas tecnologías. La integridad debe ser un valor central en las organizaciones que desarrollan IA y metaverso, promoviendo la creación de sistemas que respeten los derechos humanos y la dignidad de los usuarios. Por ejemplo, un equipo de desarrollo que trabaje en una nueva plataforma de metaverso debe asegurarse de que todas las decisiones de diseño consideren el bienestar de los usuarios, evitando prácticas que puedan ser invasivas o explotadoras.

La responsabilidad de los desarrolladores y creadores es otro aspecto crucial. Los desarrolladores de IA y creadores de contenido del metaverso deben asumir la responsabilidad de los efectos y consecuencias de sus creaciones. Esto significa no solo cumplir las normativas vigentes, sino también anticipar y mitigar posibles impactos negativos. Por ejemplo, los desarrolladores de una IA de recomendación deben ser conscientes de cómo sus algoritmos podrían influir en el comportamiento de los usuarios y trabajar para minimizar cualquier sesgo que pudiera surgir. De igual manera, los creadores de experiencias en el metaverso deben ser responsables de garantizar que sus entornos virtuales no promuevan comportamientos nocivos o adictivos.

La transparencia en las pruebas y evaluaciones de sistemas de IA y plataformas del metaverso es fundamental para mantener la confianza del público. Publicar los resultados de estas evaluaciones, incluyendo tanto los éxitos como los fracasos, ayuda a crear un entorno de transparencia y permite a otros aprender de estas experiencias. Por ejemplo, una empresa que desarrolla una nueva IA para diagnóstico médico podría publicar sus resultados de pruebas clínicas, detallando no solo los casos en los que la IA tuvo éxito, sino también aquellos en los que falló, y explicando las razones detrás de estos fallos. Esto no solo fomenta la confianza pública, sino que también contribuye al avance del conocimiento en el campo.

Involucrar a la sociedad civil en el desarrollo y regulación de la IA y el metaverso es esencial para garantizar que estas tecnologías se alineen con los valores y necesidades de la comunidad. Esto puede lograrse mediante consultas públicas, encuestas y la inclusión de representantes de diversas comunidades en los procesos de toma de decisiones. Por ejemplo, al desarrollar una nueva política para regular el uso de IA en la educación, los legisladores podrían realizar consultas con profesores, padres, estudiantes y expertos en ética para asegurarse de que la política refleje una amplia gama de perspectivas y preocupaciones. Esta participación no solo enriquece el proceso de toma de decisiones, sino que también ayuda a construir un sentido de propiedad y compromiso con las políticas resultantes.

Integrar principios éticos en los algoritmos de toma de decisiones automatizadas es vital para evitar resultados perjudiciales o discriminatorios. Los algoritmos deben ser diseñados de manera que respeten los derechos de los individuos y promuevan la justicia social. Por ejemplo, una IA utilizada para evaluar solicitudes de empleo debe ser cuidadosamente diseñada para evitar cualquier forma de discriminación basada en género, raza o cualquier otra característica protegida. Esto puede implicar la implementación de procesos de auditoría regulares para identificar y corregir cualquier sesgo que pueda surgir en el algoritmo.

Promover prácticas de desarrollo tecnológico que minimicen el impacto ambiental es otro aspecto crucial de la ética en la IA y el metaverso. La sostenibilidad debe ser una consideración clave en el desarrollo de nuevas tecnologías, asegurando que el progreso no se logre a expensas del medioambiente. Por ejemplo, una empresa que desarrolla centros de datos para soportar aplicaciones de IA y metaverso podría invertir en energías renovables y tecnologías de eficiencia energética para reducir su huella de carbono. Esto no solo beneficia el medioambiente, sino que también puede mejorar la reputación de la empresa y atraer a consumidores conscientes del medioambiente.

Garantizar que todos los individuos, independientemente de su condición socioeconómica, tengan acceso equitativo a las tecnologías de IA y metaverso es fundamental para evitar la creación de nuevas formas de desigualdad. Esto implica desarrollar políticas y programas que faciliten el acceso a estas tecnologías en comunidades desfavorecidas. Por ejemplo, Gobiernos y organizaciones podrían trabajar juntos para proporcionar acceso a Internet de alta velocidad y dispositivos tecnológicos en áreas rurales y de bajos ingresos, asegurando que todos tengan la oportunidad de beneficiarse de las innovaciones tecnológicas.

La transparencia en la financiación y los intereses detrás del desarrollo de tecnologías de IA y metaverso es esencial para evitar conflictos de interés ocultos y garantizar la confianza pública. Las empresas y organizaciones deben ser claras sobre de dónde proviene su financiación y cómo estos intereses pueden influir en el desarrollo y la implementación de sus tecnologías. Por ejemplo, una empresa que recibe financiación de una entidad con intereses en la industria del juego debe ser transparente sobre esta relación y cómo podría influir en el desarrollo de plataformas de metaverso dirigidas a los jóvenes.

Asegurar que las empresas comuniquen de manera clara y accesible cómo funcionan sus tecnologías de IA y plataformas del metaverso es crucial para empoderar a los usuarios. Las guías y explicaciones deben ser comprensibles para el público general, no solo para los expertos en tecnología. Por ejemplo, una empresa que desarrolla una nueva aplicación de IA para la salud mental debe proporcionar información clara y detallada sobre cómo se recopilan y utilizan los datos del usuario, así como sobre las limitaciones y riesgos de la tecnología. Esto permite a los usuarios tomar decisiones informadas sobre su uso de la tecnología y sentir mayor confianza en su seguridad y efectividad.

Regular la publicidad y el marketing de tecnologías de IA y metaverso para evitar afirmaciones engañosas o exageradas es esencial para mantener la confianza pública y proteger a los consumidores. Las empresas deben ser honestas sobre las capacidades y limitaciones de sus tecnologías, evitando crear expectativas poco realistas. Por ejemplo, una empresa que comercializa una nueva plataforma de RV debe ser clara sobre qué tipo de experiencias los usuarios pueden esperar y evitar sugerir que la tecnología es capaz de más de lo que realmente es. Esta honestidad en la publicidad no solo protege a los consumidores, sino que también ayuda a construir una reputación sólida y confiable para la empresa.

En el contexto del metaverso, es importante que los desarrolladores y operadores de plataformas virtuales aseguren que sus entornos no fomenten comportamientos adictivos o nocivos. Esto puede incluir la implementación de medidas para monitorear y limitar el tiempo de uso, así como proporcionar recursos y apoyo para los usuarios que puedan estar experimentando problemas relacionados con el uso excesivo. Por ejemplo, una plataforma de juegos en el metaverso podría incluir recordatorios automáticos para tomar descansos y ofrecer enlaces a recursos de salud mental. Este enfoque proactivo ayuda a proteger el bienestar de los usuarios y promueve un uso saludable y equilibrado de la tecnología.

Además, la equidad en el acceso a la tecnología también implica asegurarse de que las tecnologías de IA y metaverso sean accesibles a personas con discapacidades. Esto incluye diseñar interfaces que sean fáciles de usar y proporcionar herramientas de asistencia, como lectores de pantalla y comandos de voz. Por ejemplo, una plataforma de metaverso podría incluir opciones de navegación por voz para usuarios con discapacidades visuales, asegurando que puedan participar plenamente en las experiencias virtuales. Esta inclusividad no solo es ética, sino que también amplía el mercado potencial de la tecnología, beneficiando tanto a los usuarios como a los desarrolladores.

La ética en la toma de decisiones automatizadas también debe considerar el impacto a largo plazo de estas decisiones en la sociedad. Los desarrolladores de IA deben anticipar cómo sus algoritmos podrían influir en las estructuras sociales y económicas y trabajar para mitigar cualquier efecto negativo. Por ejemplo, una IA utilizada en el sistema judicial debe ser evaluada no solo por su precisión en la toma de decisiones, sino también por su impacto en la equidad y justicia del sistema en general. Esto puede implicar colaboraciones con expertos en ética y derechos humanos para desarrollar enfoques que consideren estas dimensiones más amplias.

Finalmente, la ética y la transparencia en la IA y el metaverso requieren un compromiso continuo con la educación y la formación. Los desarrolladores, usuarios y reguladores deben estar constantemente actualizados sobre las últimas innovaciones y sus implicaciones éticas. Esto puede incluir la creación de programas educativos que enseñen no solo habilidades técnicas, sino también los principios éticos que deben guiar el uso de estas tecnologías. Por ejemplo, universidades y centros de formación podrían ofrecer cursos que combinen la enseñanza de la programación de IA con estudios de ética y filosofía, preparando a los futuros desarrolladores para crear tecnologías responsables y equitativas.

En resumen, la ética y la transparencia en la IA y el metaverso son esenciales para asegurar que estas tecnologías beneficien a toda la sociedad de manera justa y sostenible. A través de una combinación de prácticas responsables, regulaciones claras y educación continua, podemos construir un futuro donde la tecnología no solo amplifique nuestras capacidades, sino que también respete nuestros valores y derechos más fundamentales. Este enfoque integrado y holístico no solo protegerá a los individuos, sino que también fortalecerá la confianza pública en las tecnologías emergentes, permitiendo que florezcan de manera sostenible y equitativa.

3. Derechos digitales fundamentales

Los derechos digitales fundamentales del tecnohumanismo son una serie de propuestas éticas diseñadas para proteger la dignidad y la autonomía del ser humano en la era de la tecnología avanzada. Estos derechos se enuncian desde una perspectiva individual y buscan garantizar que la tecnología esté al servicio del ser humano, respetando su privacidad, seguridad y libertad. A través del debate y la colaboración interdisciplinar, el movimiento tecnohumanista y el proyecto IANética trabajan para desarrollar y profundizar en estos derechos, publicando sus avances en diversas formas digitales. Aquí se detallan estos derechos fundamentales, subrayando su importancia y aplicabilidad en la era de la singularidad tecnológica.

- **El derecho a la supremacía** establece que las máquinas y tecnologías deben estar al servicio de los humanos. Este derecho implica que cualquier desarrollo tecnológico debe priorizar las necesidades y el bienestar humano, asegurando que la tecnología no sobrepase el control humano. Por ejemplo, en el ámbito de la IA, los sistemas deben ser diseñados para asistir a los humanos en sus tareas, no para reemplazarlos o tomar decisiones críticas sin supervisión humana. Este principio subraya la importancia de mantener a la tecnología como una herramienta, no como un fin en sí misma.

- **El derecho a la tecnología** aboga por la igualdad de acceso y adquisición de la tecnología. Este derecho asegura que todas las personas, independientemente de su situación socioeconómica, tengan la oportunidad de beneficiarse de los avances tecnológicos. La igualdad en el acceso a la tecnología es crucial para evitar la creación de una brecha digital que excluya a ciertos segmentos de la población. Por ejemplo, programas de subsidios y acceso gratuito a Internet en áreas rurales pueden ayudar a garantizar que todos tengan las mismas oportunidades de acceso a la educación y los servicios digitales.

- **El derecho a la privacidad** es fundamental en una era donde el seguimiento y la vigilancia son omnipresentes. Este derecho protege a los individuos contra el rastreo no consentido y la recopilación indebida de datos. La encriptación y otras tecnologías de protección de datos son esenciales para salvaguardar la privacidad de los usuarios. Por ejemplo, las aplicaciones y los servicios en línea deben ofrecer opciones de encriptación de extremo a extremo y transparentar cómo se manejan los datos de los usuarios.

- **El derecho a la desconexión** asegura que los individuos puedan optar por no participar en sistemas de monitoreo continuo, como los implantes, la sensorización y la biometría. Este derecho protege la autonomía de las personas, permitiéndoles decidir cuándo y cómo interactúan con la tecnología. Por ejemplo, un empleado debería tener el derecho de desconectarse de los sistemas de monitoreo de productividad fuera del horario laboral, preservando su derecho a la privacidad y el descanso.

- **El derecho al olvido** permite a los individuos eliminar su huella digital. Este derecho es crucial para proteger la reputación y la privacidad personal en la era digital. Las plataformas y los servicios en línea deben ofrecer herramientas que permitan a los usuarios borrar sus datos de manera efectiva y permanente. Por ejemplo, una red social debe proporcionar la opción de eliminar todas las publicaciones y los datos personales a solicitud del usuario, garantizando que su información no permanezca en línea indefinidamente.

- **El derecho a la seguridad** protege a los individuos contra el *hacking* y el *biohacking*. Este derecho subraya la importancia de robustas medidas de ciberseguridad para proteger la integridad de los datos y sistemas personales. Las instituciones y empresas deben invertir en tecnologías avanzadas de seguridad para prevenir accesos no autorizados y ataques cibernéticos. Por ejemplo, los sistemas de MFA y la monitorización continua de redes pueden ayudar a proteger los datos sensibles de los usuarios.

- **El derecho al control del dato** garantiza que los individuos mantengan el control sobre sus propios datos. En una era donde el dataísmo, la filosofía que valora la información por encima de todo, predomina, es esencial que los individuos puedan decidir cómo se recopilan, usan y comparten sus datos personales. Las políticas de privacidad deben ser claras y permitir a los usuarios optar por no compartir su información con terceros. Por ejemplo, una aplicación móvil debe permitir a los usuarios ajustar configuraciones de privacidad que limiten la recopilación de datos.

- **El derecho a la educación** asegura el acceso a una educación tecnológica de calidad. La tecnoeducación es esencial para preparar a los individuos para los desafíos del futuro digital. Los currículos escolares deben integrar habilidades digitales desde una edad temprana, asegurando que todos los estudiantes desarrollen competencias en tecnología. Por ejemplo, programas educativos que enseñen codificación y pensamiento computacional pueden empoderar a las futuras generaciones para participar activamente en la economía digital.

- **El derecho a la verdad** combate la infoxicación y la manipulación y protege la libertad de expresión. En un mundo inundado de información, es crucial que los individuos puedan acceder a información veraz y no manipulada. Las plataformas deben implementar políticas para detectar y combatir la desinformación, garantizando un espacio digital donde la verdad prevalezca. Por ejemplo, las redes sociales pueden utilizar algoritmos para identificar noticias falsas y proporcionar verificaciones de hechos para ayudar a los usuarios a distinguir entre información veraz y falsa.

- **El derecho a la inclusión** promueve la participación y combate los sesgos y la discriminación. Este derecho asegura que todos los individuos tengan la oportunidad de participar en la sociedad digital sin ser excluidos por motivos de género, raza, discapacidad u otras características. Las tecnologías deben ser diseñadas para ser inclusivas, asegurando que no perpetúen prejuicios o discriminaciones. Por ejemplo, los algoritmos de contratación deben ser auditados regularmente para asegurarse de que no favorecen a ciertos grupos sobre otros.

- **El derecho a la propiedad digital** protege los derechos de propiedad intelectual y activos digitales. En la era digital, en la que la creación y distribución de contenido es más accesible que nunca, es crucial proteger los derechos de los creadores. Esto incluye la protección de obras de arte, música, escritos y otros activos digitales. Por ejemplo, las plataformas de distribución de contenido deben tener mecanismos para detectar y prevenir la piratería, asegurando que los creadores reciban una compensación justa por su trabajo.

- **El derecho al legado digital** permite a los individuos gestionar su legado digital, incluyendo la disposición de sus activos digitales después de su muerte. Este derecho asegura que las personas puedan decidir qué sucede con su información y activos digitales, como cuentas de redes sociales y archivos almacenados en la nube, tras su fallecimiento. Por ejemplo, las plataformas digitales deben ofrecer opciones para la planificación del legado digital, permitiendo a los usuarios designar herederos digitales o decidir sobre la eliminación de sus datos.

- **El derecho a la identidad** protege la integridad y la libertad del individuo, asegurando que no haya confusión en la identidad digital. Este derecho es fundamental para evitar la suplantación de identidad y garantizar que cada persona pueda mantener una identidad digital coherente y segura. Por ejemplo, los sistemas de verificación de identidad deben ser lo suficientemente robustos para prevenir fraudes y suplantaciones, asegurando que la identidad digital de una persona no pueda ser manipulada o robada.

- **El derecho a la unicidad** prohíbe la bioclonación y la creación de *backups* de personas. Este derecho protege la singularidad de cada individuo, asegurando que la tecnología no se utilice para duplicar o clonar seres humanos. La unicidad de cada persona es un valor fundamental que debe ser respetado y preservado en la era de la biotecnología avanzada. Por ejemplo, las regulaciones deben prohibir la clonación humana y el almacenamiento de copias digitales completas de individuos, manteniendo la integridad y singularidad de cada persona.

- **El derecho a la integridad del ser** protege contra la implementación no consensuada de neuroimplantes y la cibernetización. Este derecho asegura que cualquier modificación al cuerpo humano mediante tecnología debe ser consensuada y realizada con el máximo respeto a la integridad del individuo. Por ejemplo, las personas deben tener la libertad de decidir sobre la implementación de tecnologías como implantes cerebrales o prótesis cibernéticas, y estas decisiones deben estar basadas en información completa y consentimiento informado.

- **El derecho al cese** permite a los individuos decidir sobre su muerte digital y la eternidad en la máquina. Este derecho garantiza que las personas puedan optar por desaparecer completamente del ámbito digital, evitando una existencia perpetua en forma digital. Por ejemplo, los usuarios deben tener la opción de eliminar todas sus cuentas y datos digitales de manera permanente, asegurando que no permanezcan rastros digitales tras su fallecimiento.

En conjunto, estos derechos digitales fundamentales son una guía indispensable para garantizar que la tecnología se desarrolle de manera ética, protegiendo la dignidad, la privacidad y la autonomía humana en la era digital. El tecnohumanismo promueve un futuro donde la tecnología y el ser humano coexistan en armonía, respetando y potenciando mutuamente sus capacidades.

El camino hacia una sociedad inclusiva tecnohumanista se fundamenta en la integración equilibrada de la tecnología y la humanidad, priorizando siempre el bienestar y los derechos del ser humano. La ética y la transparencia en el desarrollo y uso de la IA y el metaverso son esenciales para construir un futuro donde la tecnología no solo amplifique nuestras capacidades, sino que también respete nuestra dignidad y libertad.

Los derechos digitales fundamentales formulados por el tecnohumanismo son una guía indispensable para asegurar que los avances tecnológicos se alineen con los valores éticos y humanistas, garantizando la supremacía del ser humano sobre las máquinas, la equidad en el acceso a la tecnología, y la protección de la privacidad y la integridad personal. La ética y la transparencia como elementos cruciales para garantizar que la tecnología sirva al ser humano de manera justa y equitativa.

La responsabilidad de los desarrolladores, la transparencia en la financiación y el acceso inclusivo a las tecnologías emergentes son componentes esenciales para mantener la confianza pública y asegurar que nadie quede excluido de los beneficios de la innovación. La publicidad honesta y la protección contra el uso indebido de datos refuerzan la necesidad de un entorno digital seguro y confiable. Los derechos digitales fundamentales del tecnohumanismo subrayan la necesidad de proteger la privacidad, la seguridad y la libertad en el ámbito digital.

Derechos como la supremacía del ser humano sobre la máquina, el control del dato, la educación tecnológica y la integridad del ser aseguran que la tecnología respete y potencie la dignidad humana. Estos derechos son vitales para construir una sociedad donde la tecnología no solo facilite nuestras vidas, sino que también se desarrolle en consonancia con los valores humanistas.

Hacia una sociedad inclusiva tecnohumanista significa adoptar una visión en la que todos los avances tecnológicos estén intrínsecamente ligados a principios éticos y a la promoción del bienestar humano. Este enfoque no solo es la mejor opción de futuro, sino también una necesidad imperativa en un mundo cada vez más digitalizado. Convertirse en tecnohumanista implica abrazar y promover estos valores, asegurando que la tecnología se utilice para empoderar a las personas, cerrar brechas sociales y mejorar la calidad de vida para todos.

A medida que enfrentamos desafíos globales como el cambio climático, la desigualdad y las crisis sanitarias, una sociedad tecnohumanista ofrece una hoja de ruta para utilizar la tecnología de manera responsable y sostenible, siempre con el ser humano en el centro. La adhesión a estos principios por parte de individuos, empresas y gobiernos es crucial para construir un futuro donde la tecnología sirva al bien común, fomente la inclusión y respete la diversidad humana. Solo a través de un compromiso colectivo con el tecnohumanismo podemos asegurar que el progreso tecnológico se traduzca en beneficios reales y equitativos para toda la humanidad

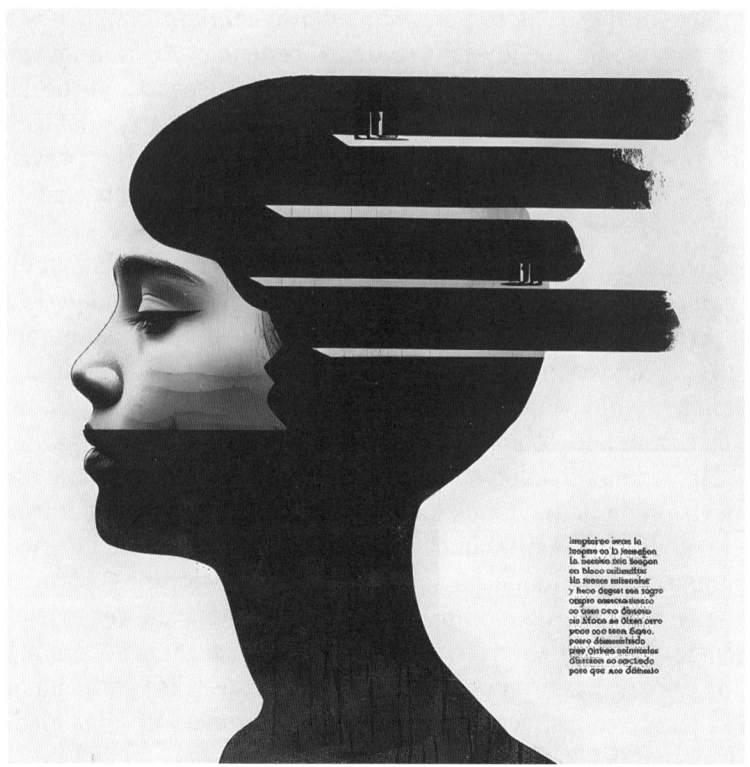

«El tecnohumanismo se proyecta
hacia el futuro como un movimiento
que busca integrar la tecnología y
los valores humanistas».

EXTIENDE

11
Conclusiones y reflexiones finales

1. Hacia dónde se encamina el tecnohumanismo

El tecnohumanismo se proyecta hacia el futuro como un movimiento que busca integrar la tecnología y los valores humanistas, promoviendo un desarrollo tecnológico que amplifique la dignidad, libertad y bienestar del ser humano. En un mundo cada vez más dominado por la tecnología, el tecnohumanismo se erige como una guía ética imprescindible, orientando el progreso para que sirva a la humanidad en lugar de dominarla. Este movimiento no se limita a teorizar sobre el uso ético de la tecnología, sino que propone una colaboración activa entre tecnólogos, filósofos, legisladores y la sociedad en general para garantizar que la tecnología esté siempre al servicio del ser humano.

Aboga por un enfoque inclusivo y equitativo en el desarrollo tecnológico. Esto implica diseñar tecnologías que sean accesibles para todos, independientemente de su condición socioeconómica, género, raza o discapacidad. La inclusión digital es una prioridad, y se deben implementar políticas que garanticen el acceso equitativo a la tecnología, especialmente en comunidades desfavorecidas y áreas rurales. La brecha digital no solo limita el acceso a la información y oportunidades, sino que también puede perpetuar la desigualdad social. Por tanto, cerrar esta brecha es fundamental para crear una sociedad más justa y equitativa.

La educación en principios tecnohumanistas debe comenzar desde una edad temprana, integrando habilidades digitales y éticas en los currículos escolares. Los niños deben ser enseñados no solo a usar la tecnología, sino también a comprender sus implicaciones éticas y sociales. Esto no solo prepara a las futuras generaciones para un mundo digitalizado, sino que también les inculca los valores de responsabilidad y ética desde el principio. Las universidades y los centros de formación deben ofrecer programas interdisciplinarios que combinen la enseñanza de la tecnología con estudios de ética, filosofía y humanidades, preparando a los estudiantes para abordar los desafíos complejos del futuro con una perspectiva equilibrada.

También enfatiza la importancia de la responsabilidad y la transparencia en el desarrollo tecnológico. Los desarrolladores de tecnología deben ser responsables de los efectos y consecuencias de sus creaciones. Esto incluye no solo cumplir las normativas vigentes, sino también anticipar y mitigar posibles impactos negativos. La transparencia en los procesos de desarrollo y evaluación de tecnologías es crucial para mantener la confianza pública. Publicar los resultados de pruebas y evaluaciones, incluyendo casos de éxito y fracaso, permite un entorno de aprendizaje continuo y fomenta la confianza en la tecnología.

La protección de la privacidad es otro pilar fundamental del tecnohumanismo. En un mundo donde el seguimiento y la vigilancia son omnipresentes, es esencial proteger la privacidad y los datos personales de los individuos. Esto implica desarrollar tecnologías de encriptación robustas y políticas de privacidad claras que permitan a los usuarios controlar sus datos. Las empresas y organizaciones deben ser transparentes sobre cómo recopilan, utilizan y protegen los datos de los usuarios, asegurando que se respeten sus derechos de privacidad.

El desarrollo tecnológico debe ser sostenible, minimizando el impacto ambiental y promoviendo prácticas ecológicas. Las tecnologías deben ser diseñadas y utilizadas de manera que no comprometan la salud del planeta. Esto incluye la adopción de energías renovables, la eficiencia energética y la reducción de residuos electrónicos. La sostenibilidad no es solo una responsabilidad ética, sino también una necesidad imperativa para garantizar un futuro habitable para las generaciones venideras.

Como esquema de pensamiento de un segundo renacimiento, el tecnohumanismo defiende que los tecnólogos deben trabajar junto con filósofos, sociólogos, legisladores y otros expertos para abordar los desafíos éticos y sociales del desarrollo tecnológico. Este enfoque colaborativo permite una comprensión más profunda y holística de los impactos de la tecnología, asegurando que las soluciones propuestas sean equilibradas y equitativas. Los foros de debate, las conferencias interdisciplinarias y las plataformas de colaboración en línea son herramientas valiosas para fomentar este diálogo y la colaboración.

El futuro del tecnohumanismo también involucra una fuerte participación ciudadana. La sociedad civil debe ser activamente involucrada en el desarrollo y la regulación de las tecnologías. Las consultas públicas, las encuestas y la inclusión de representantes de diversas comunidades en los procesos de toma de decisiones aseguran que las tecnologías se desarrollen de manera que reflejen las necesidades y los valores de la comunidad. Esta participación no solo enriquece el proceso de toma de decisiones, sino que también ayuda a construir un sentido de propiedad y compromiso con las políticas resultantes.

La ética en la toma de decisiones automatizadas es otra área crucial para el tecnohumanismo. Los algoritmos de IA deben ser diseñados y utilizados de manera que respeten los derechos y la dignidad de los individuos. Esto incluye evitar decisiones discriminatorias y asegurar que los algoritmos sean transparentes y explicables. Las auditorías regulares y la supervisión externa pueden ayudar a identificar y corregir sesgos en los algoritmos, asegurando que se utilicen de manera justa y equitativa.

Por encima de todo promueve un uso consciente y responsable de la tecnología, donde los individuos deben ser educados sobre los beneficios y riesgos de la tecnología, permitiéndoles tomar decisiones informadas sobre su uso. Esto incluye enseñar a los usuarios a proteger su privacidad, a ser críticos con la información que consumen y a utilizar la tecnología de manera que beneficie su bienestar y desarrollo personal. La educación y la sensibilización sobre el uso ético de la tecnología son esenciales para fomentar una cultura de responsabilidad.

En conclusión, el tecnohumanismo se encamina hacia un futuro donde la tecnología y la humanidad coexisten en armonía, con la tecnología sirviendo siempre al bienestar y la dignidad humana. Este movimiento promueve la inclusión, la responsabilidad, la transparencia y la sostenibilidad, asegurando que los avances tecnológicos beneficien a toda la sociedad de manera equitativa y justa. La educación en principios tecnohumanistas, la colaboración entre todas las áreas del conocimiento y la participación ciudadana son pilares fundamentales para construir este futuro. Al adoptar y promover estos valores, podemos garantizar que la tecnología se utilice de manera responsable y ética, creando un mundo donde todos puedan prosperar.

2. La necesidad de un futuro tecnológico para las personas

La tecnología se ha convertido en un componente básico de nuestra vida, y ha quedado totalmente integrada en nuestro ser para siempre, somos un nuevo Homo technologicus. Sin embargo, sabemos que para que esta integración sea beneficiosa de verdad, es imperativo que esta revolución sin precedentes se enfoque en mejorar la vida de las personas. Un futuro tecnológico centrado en las personas es esencial para garantizar que los avances amplifiquen nuestras capacidades y mejoren nuestra calidad de vida, en lugar de crear nuevas formas de desigualdad o alienación.

Un aspecto fundamental de este enfoque es la accesibilidad. La tecnología debe ser accesible para todos, independientemente de su condición socioeconómica, ubicación geográfica o capacidades físicas. Esto implica desarrollar tecnologías inclusivas que consideren las necesidades de todas las personas, incluyendo aquellas con discapacidades. Por ejemplo, las interfaces de usuario deben ser diseñadas de manera que sean intuitivas y fáciles de usar, y las herramientas de asistencia, como los lectores de pantalla y los comandos de voz, deben estar disponibles para aquellos que las necesiten. Además, las políticas públicas deben enfocarse en cerrar la brecha digital, proporcionando acceso a Internet de alta velocidad y a dispositivos tecnológicos en comunidades desfavorecidas y áreas rurales.

La privacidad y la seguridad son otros aspectos cruciales de un futuro tecnológico centrado en las personas. En un mundo donde la recopilación de datos y la vigilancia son omnipresentes, las empresas y organizaciones deben ser transparentes sobre cómo recopilan, utilizan y protegen los datos de los usuarios e implementar medidas robustas de seguridad para prevenir accesos no autorizados y ataques cibernéticos. La encriptación y otras tecnologías de protección de datos son esenciales para salvaguardar la privacidad de los usuarios y garantizar que sus datos no sean utilizados de manera indebida.

La equidad es otro pilar fundamental de un futuro tecnológico centrado en las personas. La tecnología debe ser desarrollada y utilizada de manera que promueva la equidad y la justicia social, evitando perpetuar o exacerbar las desigualdades existentes. Esto implica diseñar algoritmos y sistemas de IA que sean justos y no discriminatorios y asegurar que todos los individuos tengan acceso equitativo a las oportunidades que ofrece la tecnología. Por ejemplo, los sistemas de recomendación y las herramientas de selección de personal deben ser auditados regularmente para identificar y corregir cualquier sesgo que pueda surgir, asegurando que todas las personas sean tratadas de manera justa y equitativa.

Un futuro tecnológico centrado en las personas también debe promover el bienestar emocional y mental. La tecnología tiene el potencial de mejorar significativamente nuestra calidad de vida, proporcionando herramientas que nos ayuden a gestionar el estrés, mejorar nuestra salud mental y fomentar relaciones significativas. Por ejemplo, las aplicaciones de salud mental pueden ofrecer apoyo emocional y terapéutico, y las plataformas de redes sociales pueden ser diseñadas para promover interacciones positivas y significativas. Es esencial que las empresas tecnológicas consideren el impacto emocional y psicológico de sus productos y trabajen para mitigar cualquier efecto negativo.

La sostenibilidad es otro aspecto crucial de un futuro tecnológico centrado en las personas. El desarrollo tecnológico debe ser sostenible, minimizando el impacto ambiental y promoviendo prácticas ecológicas. Esto incluye la adopción de energías renovables, la eficiencia energética y la reducción de residuos electrónicos. Las empresas y organizaciones deben ser responsables de sus impactos ambientales y trabajar para desarrollar tecnologías que no comprometan la salud del planeta. La sostenibilidad no solo es una responsabilidad ética, sino también una necesidad imperativa para garantizar un futuro habitable para las generaciones venideras.

La educación y la formación son esenciales para preparar a las personas para un futuro tecnológico. Los sistemas educativos deben integrar habilidades digitales y éticas en los currículos escolares, preparando a los estudiantes para los desafíos y oportunidades del mundo digital. Además, el aprendizaje continuo debe ser entendido como algo que nos acompañará de por vida, de forma que todos los trabajadores comprendan sin miedo y con esperanza que pueden adaptarse a los cambios tecnológicos y mantenerse competitivos en el mercado laboral.

La participación ciudadana es otro aspecto fundamental de un futuro tecnológico centrado en las personas. Los individuos deben ser activamente involucrados en el desarrollo y la regulación de las tecnologías, permitiéndoles tener voz en las decisiones que afectan a sus vidas. Esta participación no solo enriquece el proceso de toma de decisiones, sino que también ayuda a construir un sentido de propiedad y compromiso con las políticas resultantes.

En resumen, un futuro tecnológico centrado en las personas es esencial para garantizar que los avances tecnológicos beneficien a toda la sociedad de manera justa y equitativa. La accesibilidad, la privacidad, la equidad, el bienestar emocional y la sostenibilidad son pilares fundamentales de este enfoque, y la educación y la participación ciudadana son esenciales para lograrlo. Al poner a las personas en el centro del desarrollo tecnológico, podemos crear un entorno donde la innovación y el progreso contribuyan al florecimiento humano, superando los desafíos globales y construyendo un futuro más justo y equitativo.

3. ¿Qué significa realmente ser un superhumano?

El concepto de superhumano en la era del tecnohumanismo va más allá de la simple mejora de las capacidades físicas y cognitivas mediante la tecnología. Ser un superhumano implica una transformación holística que abarca no solo el cuerpo y la mente, sino también el espíritu y la ética. Utilizar la tecnología como una herramienta para alcanzar un mayor potencial humano significa adoptar una perspectiva que integra el desarrollo personal con los valores humanistas.

Un superhumano es alguien que utiliza la tecnología de manera consciente y responsable. Esto implica no solo aprovechar las oportunidades que la tecnología ofrece para mejorar nuestras capacidades físicas y mentales, sino también ser consciente de las implicaciones éticas y sociales de su uso. Por ejemplo, alguien que utiliza un dispositivo de RA para mejorar su capacidad de aprendizaje debe hacerlo no solo para su beneficio personal, sino también considerando cómo esta tecnología puede ser utilizada para promover la educación inclusiva y equitativa en su comunidad.

La responsabilidad es un componente clave de ser un superhumano. Aquellos que adoptan tecnologías avanzadas deben ser conscientes de los impactos que sus decisiones y acciones tienen en los demás y en la sociedad en general. Esto incluye el respeto a la privacidad y los datos de otros, así como la promoción de un uso ético de la tecnología. Por ejemplo, un desarrollador de IA debe asegurarse de que sus algoritmos no perpetúen sesgos o discriminaciones y trabajar activamente para corregir cualquier injusticia que pueda surgir de su uso.

El compromiso con la mejora continua y el aprendizaje es otro aspecto fundamental de ser un superhumano. La tecnología ofrece innumerables oportunidades para desarrollar nuevas habilidades y conocimientos, y aquellos que buscan ser superhumanos deben estar dispuestos a aprovechar estas oportunidades de manera proactiva. Esto implica no solo aprender a utilizar nuevas herramientas y tecnologías, sino también estar abiertos a nuevas ideas y perspectivas que puedan enriquecer nuestra comprensión del mundo. Por ejemplo, participar en cursos en línea sobre ética tecnológica o asistir a conferencias sobre innovación puede proporcionar un conocimiento valioso que nos permita utilizar la tecnología de manera más efectiva y responsable.

Ser un superhumano también implica una dimensión social. Los superhumanos no solo buscan su propio desarrollo y bienestar, sino que también trabajan para resolver problemas globales y promover un desarrollo sostenible y equitativo. Esto puede incluir la participación en proyectos comunitarios que utilicen la tecnología para abordar desafíos locales, como mejorar el acceso a la educación o desarrollar soluciones sostenibles para el medioambiente. Por

ejemplo, alguien con habilidades en programación podría desarro‐
llar una aplicación que ayude a las comunidades rurales a gestionar
sus recursos de manera más eficiente, contribuyendo al bienestar de
todos.

La ética y los valores humanistas son fundamentales para el con‐
cepto de superhumano. Utilizar la tecnología para amplificar nues‐
tras capacidades debe hacerse siempre con un profundo respeto por
los derechos y la dignidad de los demás. Esto incluye evitar el uso de
tecnologías que puedan causar daño o explotación y trabajar para
garantizar que los beneficios de la tecnología se distribuyan de ma‐
nera equitativa. Por ejemplo, en el ámbito de la biotecnología, es cru‐
cial asegurar que los avances en genética y neurociencia se utilicen
de manera que respeten la autonomía y la integridad de los indivi‐
duos, evitando cualquier forma de coerción o manipulación.

La integración de la tecnología en nuestra vida diaria también
debe ser equilibrada. Ser un superhumano no significa depender
completamente de la tecnología, sino utilizarla como una herra‐
mienta para mejorar nuestra calidad de vida sin perder nuestra hu‐
manidad. Esto implica encontrar un equilibrio entre la utilización
de tecnologías avanzadas y la preservación de nuestras interaccio‐
nes humanas y nuestra conexión con el mundo natural. Por ejemplo,
utilizar tecnologías de comunicación para mantenernos conectados
con amigos y familiares es beneficioso, pero también es importante
dedicar tiempo a interacciones cara a cara y actividades al aire libre
que nutran nuestro bienestar emocional y físico.

El derecho a la desconexión es un componente importante del
equilibrio que un superhumano debe mantener. En un mundo cada
vez más conectado, es esencial tener la capacidad de desconectar‐
se de la tecnología para preservar nuestra salud mental y bienestar.
Esto significa establecer límites claros sobre el uso de dispositivos y
plataformas digitales y asegurarse de que dedicamos tiempo a activi‐
dades que nos permitan relajarnos y recargar energías. Por ejemplo,
establecer un horario sin dispositivos digitales durante las horas de
comida o antes de dormir puede ayudar a mejorar la calidad del sue‐
ño y reducir el estrés.

El tecnohumanismo también subraya la importancia de la co‐
laboración y la comunidad en la búsqueda de ser superhumanos.
La tecnología puede ser una herramienta poderosa para fomentar
la cooperación y la solidaridad entre individuos y comunidades.

Los superhumanos trabajan juntos para compartir conocimientos, resolver problemas y crear un futuro mejor para todos. Esto puede incluir la participación en redes de innovación abierta en las que personas de diferentes disciplinas y con distintos antecedentes colaboran para desarrollar soluciones a desafíos complejos. Por ejemplo, plataformas de colaboración en línea pueden facilitar la creación de proyectos de código abierto que aborden problemas globales como el cambio climático o la pobreza.

En conclusión, ser un superhumano en la era del tecnohumanismo implica una integración consciente y ética de la tecnología en nuestra vida diaria. Es un compromiso con la mejora continua, la responsabilidad social y la ética, utilizando la tecnología para amplificar nuestras capacidades y contribuir al bienestar colectivo. Al adoptar estos valores y principios, podemos asegurar que los avances tecnológicos se utilicen de manera que respeten y potencien nuestra humanidad, creando un futuro donde todos podamos prosperar y florecer. Esta visión holística y equilibrada del superhumano no solo nos permite alcanzar nuestro máximo potencial, sino que también nos guía hacia un mundo más justo, equitativo y sostenible en el que la tecnología y la ética coexisten en perfecta armonía.

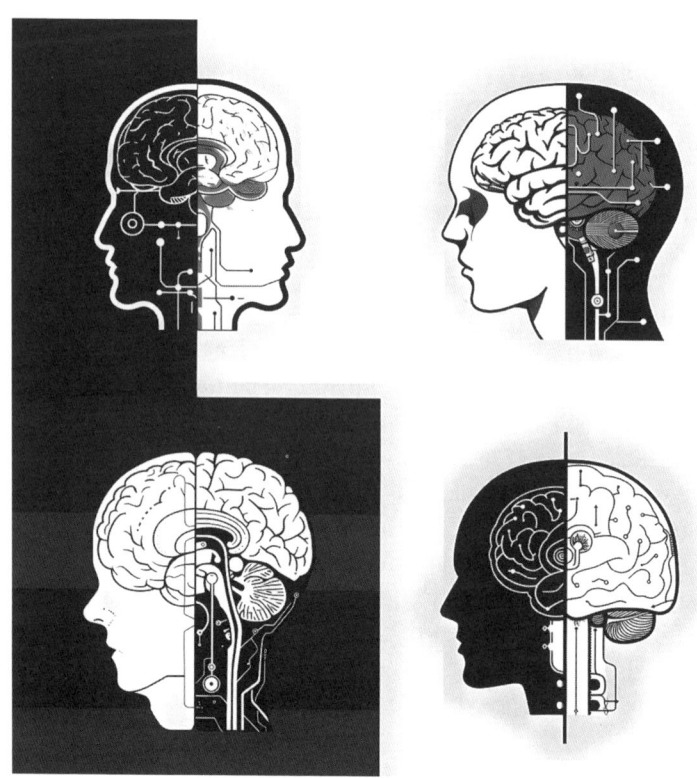

«La tecnología no solo redefine las formas de trabajo, sino que también amplía las capacidades humanas para crear, colaborar y aprender».

EXTIENDE

12
Un mapa para guiarnos en el camino

1. Aplicaciones y herramientas de la inteligencia artificial y del metaverso

Nos encontramos en un momento único de transformación profunda en toda nuestra historia, donde la tecnología redefine las formas de trabajo, mientras amplía las capacidades humanas para crear, colaborar y aprender. A lo largo de este libro hemos explorado cómo el tecnohumanismo impulsa a los superhumanos, aquellos que usan la tecnología para maximizar su potencial. En este capítulo final, presento un directorio de aplicaciones, plataformas y herramientas recomendadas que combinan IA generativa y metaverso para cada sector profesional. Esta selección está pensada para inspirar y guiar a quien desee integrar estas tecnologías en su vida profesional y personal.

1. Educación: creación de contenido y aulas virtuales
- ChatGPT (OpenAI). Genera contenidos educativos, simulaciones de conversaciones y resuelve dudas en tiempo real para estudiantes y docentes.

- Khan Academy con GPT (Khanmigo). Es un asistente virtual que ayuda a los estudiantes con guías personalizadas y conversaciones que exploran conceptos de manera profunda.
- Spatial. Crea espacios colaborativos en 3D para crear aulas inmersivas, talleres interactivos y simulaciones de aprendizaje.
- Explain Everything. Son pizarras virtuales interactivas que permiten a los profesores diseñar presentaciones visuales y actividades colaborativas.

2. Marketing y Publicidad: creatividad y automatización de campañas

- MidJourney. Genera imágenes visuales para campañas publicitarias de alta calidad, lo que permite a los creativos visualizar ideas con rapidez.
- Copy.ai. Redacta de forma automática textos persuasivos para anuncios, publicaciones en redes sociales y páginas web.
- Runway ML. Es una herramienta de edición de vídeo y creación de contenidos multimedia impulsada por IA, con herramientas de generación de efectos visuales en tiempo real.
- Synthesia. Crea vídeos con avatares virtuales que permiten la personalización de mensajes en múltiples idiomas y contextos.

3. Recursos humanos: automatización y experiencia del empleado

- Rephrase.ai. Genera vídeos personalizados para la bienvenida de nuevos empleados, capacitación y comunicación interna.
- Hume AI. Realiza un análisis emocional basado en voz y texto, útil para evaluar el estado de ánimo y el bienestar de los empleados.
- HireVue. Es una herramienta de entrevistas automatizadas que analiza las respuestas y el lenguaje no verbal para ayudar en la selección de candidatos.
- Gather.town. Crea espacios virtuales interactivos para eventos corporativos, *onboardings* y reuniones de equipo.

4. Atención al cliente: experiencia del usuario y asistencia virtual

- IBM Watson Assistant. Son asistentes virtuales que ofrecen soporte 24/7 con capacidades multilingües y automatización de tareas complejas.
- Dialogflow (Google Cloud). Crea *chatbots* personalizados que integran análisis de intenciones y flujos de conversación.
- Rasa. Es una plataforma de código abierto para crear asistentes conversacionales con capacidad de personalización avanzada.
- Zoho Desk. Se trata de un sistema de gestión de *tickets* impulsado por IA para agilizar la resolución de problemas y la interacción con clientes.

5. Arte y Diseño: creatividad aumentada

- DALL-E (OpenAI). Genera imágenes a partir de descripciones textuales, permitiendo a los artistas experimentar con conceptos visuales sin limitaciones.
- Adobe Firefly. Son herramientas de IA integradas en la *suite* de Adobe para la creación automática de gráficos, animaciones y efectos.
- Artbreeder. Fusiona imágenes para crear arte generativo, permite explorar combinaciones de estilos visuales y estéticas.
- Gravity Sketch. Hace diseños 3D en realidad virtual, ideal para arquitectos y diseñadores industriales que desean prototipar en entornos inmersivos.

6. Medicina y salud: diagnóstico y asistencia médica

- PathAI. Analiza imágenes médicas con IA para detectar patrones en diagnósticos complejos como el cáncer.
- SkinVision. Es una aplicación de diagnóstico basada en IA para el análisis de la piel, que ayuda a detectar melanomas y otras afecciones dermatológicas.
- Babylon Health. Son asistentes médicos virtuales que permiten a los pacientes realizar autoevaluaciones y acceder a recomendaciones basadas en IA.

- Proximie. Permite realizar cirugías asistidaa por realidad aumentada, conectando a cirujanos de todo el mundo en tiempo real para procedimientos colaborativos.

7. Arquitectura e ingeniería: modelado y simulación avanzada

- Twinmotion. Crea *renders* 3D en tiempo real para proyectos arquitectónicos, con simulaciones visuales que permiten evaluar iluminación, texturas y entornos.
- Unity Reflect. Es una plataforma de realidad aumentada para visualizar modelos de construcción y realizar ajustes colaborativos en tiempo real.
- BIM 360 (Autodesk). Gestiona proyectos de construcción con integración de IA para el seguimiento y optimización de recursos.
- NVIDIA Omniverse: Es un entorno de colaboración virtual para la creación de simulaciones 3D complejas, integrando flujos de trabajo basados en IA y visualización.

8. Producción audiovisual: realidad extendida y narrativa generativa

- HeyGen. Es una plataforma de generación de vídeos basada en IA que permite crear contenido narrativo utilizando avatares y voces sintetizadas.
- DeepBrain. Genera presentadores virtuales y doblajes de voz impulsados por IA para la producción de vídeos corporativos y educativos.
- Descript. Automatiza la edición de vídeo basada en texto, permitiendo transformar las grabaciones en guiones editables con facilidad.
- Flawless AI. Es una herramienta de *retargeting* de labios para ajustar diálogos en vídeo y doblajes en diferentes idiomas sin perder la sincronía visual.

Con estas herramientas y plataformas, los superhumanos están mejor equipados que nunca para navegar y dominar un entorno en constante cambio. Ya se trate de generar ideas creativas, diseñar nuevos productos, mejorar la educación o transformar la atención al cliente; la

IA generativa y el metaverso están aquí para potenciar las habilidades humanas. La clave está en elegir las herramientas adecuadas y utilizarlas como extensiones de nuestra propia creatividad e ingenio.

2. Guías, cursos y redes de empoderamiento para superhumanos

Por último, además de las herramientas y plataformas presentadas, incluyo una selección de recursos complementarios para quien desee profundizar en el conocimiento y maximizar su potencial con IA generativa y metaverso. Estos apartados ofrecen una guía integral con libros, cursos, comunidades y personas clave que pueden servir como inspiración y apoyo en cada etapa de este camino hacia el empoderamiento.

Libros y guías esenciales

Para obtener una comprensión más profunda de la IA, el metaverso y cómo estos conceptos se conectan con el empoderamiento humano, estos libros y guías proporcionan una base sólida tanto a nivel conceptual como práctico:

1. *SuperHumanos. Tecnohumanismo, tecnología al servicio del ser humano* por Pedro Mujica
   - Explora cómo la tecnología, desde la inteligencia artificial hasta el metaverso, puede ser una herramienta para el empoderamiento y la evolución humana.

2. *Superinteligencia. Caminos, peligros, estrategias* por Nick Bostrom
   - Una mirada profunda sobre el futuro de la inteligencia artificial y sus implicaciones éticas para la humanidad.

3. *Life 3.0. Ser humano en la era de la inteligencia artificial* por Max Tegmark
   - Analiza cómo la IA está transformando la sociedad y ofrece un marco para entender sus desafíos y oportunidades.

4. *El dilema de la inteligencia artificial* por Kai-Fu Lee
   - Un análisis del impacto de la IA en el empleo y cómo las personas pueden adaptarse a estos cambios.

5. *Realidad virtual y aumentada. La próxima gran plataforma tecnológica* por Jeremy Bailenson
   - Explica cómo la realidad virtual y aumentada están creando nuevas formas de experimentar e interactuar con el mundo.

6. *Artificial Intelligence: A Guide for Thinking Humans* por Melanie Mitchell
   - Una introducción accesible y crítica sobre el estado actual de la IA y sus limitaciones.

7. *El metaverso. Cómo la realidad virtual transformará todo* por Matthew Ball
   - Explora cómo el metaverso cambiará la forma en que trabajamos, jugamos y nos conectamos socialmente.

Cursos y másteres *online* gratuitos

Para adquirir habilidades prácticas, la formación continua es crucial. Aquí presento una selección de cursos y másteres *online* gratuitos que abarcan desde IA generativa hasta la creación de entornos en el metaverso:

1. Elements of AI (University of Helsinki)
   - Curso introductorio a la inteligencia artificial con una perspectiva humanista. Perfecto para quien busca una base sólida sin conocimientos técnicos previos.
   - Enlace: elementsofai.com.

2. CS50's Introduction to Artificial Intelligence with Python (Harvard University)
   - Curso introductorio enfocado en el uso de Python para desarrollar modelos de IA, desde algoritmos básicos hasta aprendizaje profundo.
   - Enlace: edX.org.

3. Deep Learning Specialization (Coursera-Andrew Ng)
   • Serie de cursos gratuitos que abarcan desde redes neuronales hasta técnicas avanzadas de IA generativa.
   • Enlace: coursera.org.

4. Creative Applications of Deep Learning with TensorFlow (Google AI)
   • Curso práctico para aprender a aplicar la IA en la generación de arte, música y otras formas creativas.
   • Enlace: tensorflow.org.

5. Metaverse Masterclass: Creating Virtual Worlds (Udemy)
   • Curso gratuito que enseña a desarrollar entornos virtuales y experiencias inmersivas usando herramientas como Unity y Unreal Engine.
   • Enlace: udemy.com.

6. Introduction to Extended Reality (XR) (FutureLearn-University of Michigan)
   • Una visión general del desarrollo y las aplicaciones de la realidad virtual, aumentada y mixta en distintos sectores.
   • Enlace: futurelearn.com.

7. Prompt Engineering for AI Generative Models (DeepLearning.ai)
   • Curso especializado en la creación y optimización de *prompts* para modelos de texto e imágenes generativos.
   • Enlace: deeplearning.ai.

Foros y comunidades

Las redes de colaboración y las comunidades activas son fundamentales para mantenerse al día y compartir experiencias. Aquí algunos foros y grupos clave para conectarte con otros superhumanos:

1. Reddit-r / MachineLearning
   • Foro con más de un millón de miembros dedicados a discutir avances en IA y compartir proyectos.
   • Enlace: reddit.com/r/MachineLearning.

2. AI Alignment Forum
   - Comunidad dedicada a explorar las implicaciones éticas y técnicas de la inteligencia artificial avanzada.
   - Enlace: alignmentforum.org.

3. Towards Data Science
   - Plataforma de Medium donde expertos y profesionales comparten tutoriales, artículos y análisis en IA y ciencia de datos.
   - Enlace: towardsdatascience.com.

4. Metaverse Builders Club
   - Grupo de desarrolladores y diseñadores interesados en crear experiencias en el metaverso. Ideal para quienes buscan colaborar en proyectos RX.
   - Enlace: spatial.io/groups.

5. Kaggle
   - Comunidad de científicos de datos con competiciones, datasets y notebooks para aprender y experimentar con IA generativa.
   - Enlace: kaggle.com.

Influencers y líderes de opinión en IA y metaverso

Estos son algunos de los pensadores y creadores más influyentes en el campo de la IA y el metaverso. Seguir sus trabajos y reflexiones es una excelente forma de mantenerse al día con las últimas tendencias:

1. Andrew Ng (@AndrewYNg)
   - Cofundador de Coursera y líder en educación en IA. Comparte regularmente avances y recursos gratuitos.
   - Twitter: @AndrewYNg.

2. Gary Marcus (@GaryMarcus)
   - Experto en IA con un enfoque crítico en ética y desarrollo. Su visión desafía las narrativas dominantes y ofrece perspectivas equilibradas.
   - Twitter: @GaryMarcus.

3. Melanie Mitchell (@MelMitchell1)
   - Profesora de IA y autora. Comparte investigaciones y reflexiones sobre las limitaciones actuales de la inteligencia artificial.
   - Twitter: @MelMitchell1.

4. Matthew Ball (@ballmatthew)
   - Autor de The Metaverse y pionero en el análisis de las tendencias emergentes en la creación de mundos virtuales.
   - Twitter: @ballmatthew.

5. Jaron Lanier
   - Pionero de la realidad virtual y crítico de la evolución del metaverso. Su enfoque humanista aporta equilibrio a los desarrollos tecnológicos.
   - LinkedIn: Jaron Lanier.

Este capítulo ha sido concebido como una brújula práctica para quien, sin importar su área de especialización, desee explorar y aprovechar el inmenso potencial de las tecnologías emergentes. Al poner a tu disposición un conjunto cuidadosamente seleccionado de herramientas, guías, cursos y comunidades, este recurso no solo te ofrece los instrumentos necesarios para desenvolverte en un entorno en constante evolución, sino que también actúa como un mapa que señala el camino hacia un futuro más interconectado, creativo y transformador. Que cada recomendación, cada enlace y cada conocimiento compartido aquí sea el punto de partida hacia un viaje lleno de descubrimientos y aprendizajes, un viaje en el que, como un verdadero superhumano, podrás desplegar todo tu potencial y redefinir tu impacto en el mundo que viene.

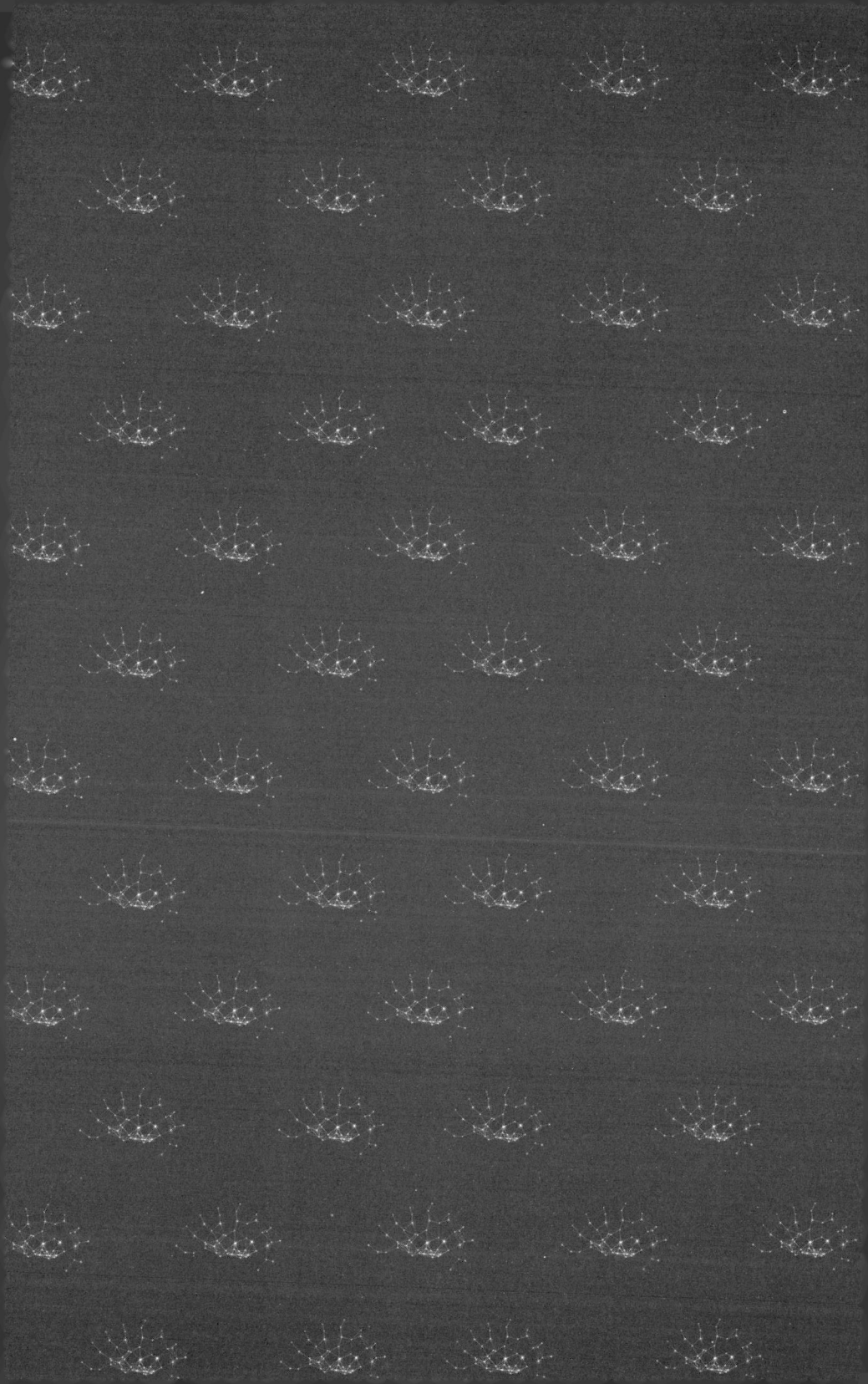